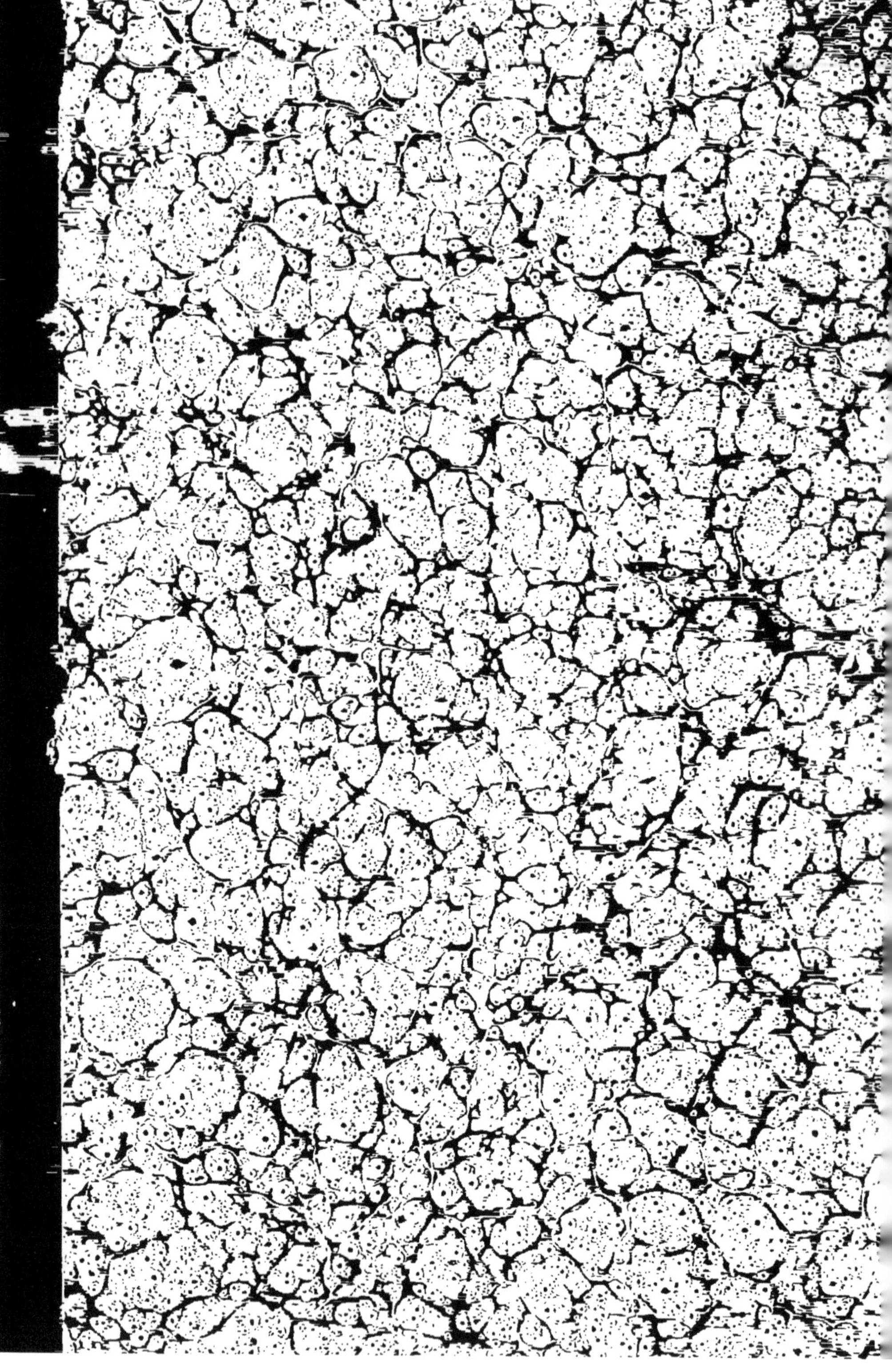

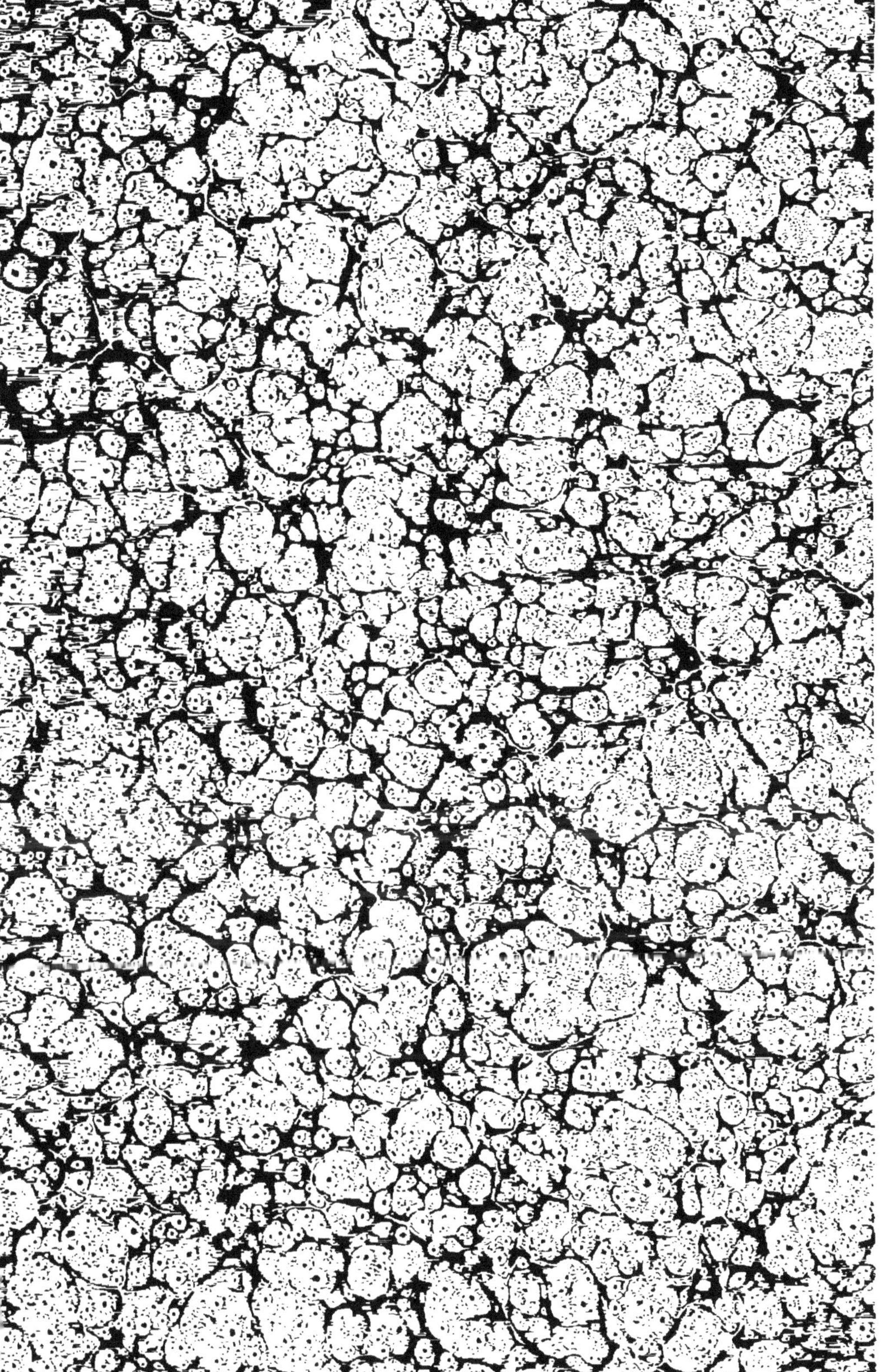

LA FAMILLE SOPHON.

Versailles. — Imp. de BEAU jeune, rue Satory, 28.

LA

FAMILLE SOPHON

OU

L'HYGIÈNE

MISE EN PRATIQUE,

Par Isidore LAMY,

Médecin à Maintenon (Eure-et-Loir).

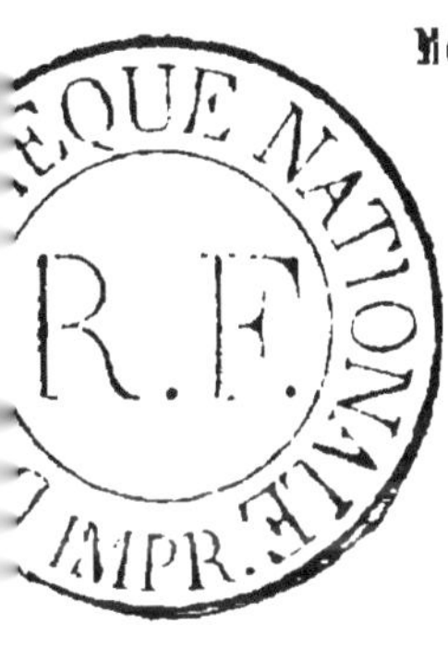

PARIS

LABÉ, LIBRAIRE DE LA FACULTÉ DE MÉDECINE,

Place de l'École-de-Médecine, 23 (ancien 4).

CHARTRES

GARNIER, LIBRAIRE,

Place des Halles.

—

1851

A MONSIEUR LE DUC DE NOAILLES,

De l'Académie française.

MONSIEUR,

L'ouvrage que je livre au public et que vous avez l'extrême bonté de prendre sous votre protection, n'est pas nouveau quant au fond, mais nouveau, je crois, quant à la forme. En effet, plusieurs médecins, recommandables par un savoir beaucoup plus étendu que le mien, ont cherché à propager les salutaires préceptes de l'hygiène; mais leurs traités trop savants ne sont lus que par un petit nombre d'individus. J'ai pensé qu'en semant en quelque sorte l'aridité scientifique du récit d'incidents capables d'exciter et de soutenir l'intérêt du lecteur, j'arriverais à faire lire ce livre par un plus grand nombre de personnes. Le succès répondra-t-il à l'intention? je l'ignore. Quoi qu'il en soit, j'aurai rempli le but que je m'étais proposé, de faire un livre utile à mes semblables. Tant bien que mal, ce livre est fait, le public appréciera.

J'ai l'honneur d'être,

Monsieur le Duc,

Votre très-humble Serviteur,

LAMY.

SOPHON

OU

INSTRUCTIONS POUR CONSERVER LA SANTÉ.

CHAPITRE PREMIER.

J'avais vingt ans, lorsque la mort me sépara de mon père et de ma mère. Privé des excellents conseillers qui jusqu'alors m'avaient maintenu dans la voie des choses honnêtes, je ne tardai pas à me fourvoyer et à oublier les bons principes qu'ils avaient cherché à me communiquer. Possesseur d'une assez belle fortune, je vis bientôt bourdonner autour de moi un essaim d'amis avides de plaisirs, et à la séduction desquels je n'eus pas la force de résister. Plein de confiance en ma jeunesse et en ma vigoureuse constitution, je me livrai tête baissée à toutes les folies où la société entraîne celui qui veut et peut les payer. Etourdi par ces fêtes et ces joies de tous les jours, je ne m'apercevais pas que je gaspillais ce que l'homme a de plus précieux ici-bas, la santé ; et que je compromettais un dépôt sacré, l'héritage de mes pères. En effet, la forte organisation dont j'étais doué ne put résister longtemps au choc continuel des passions, monstruosités qui naissent d'une société dépravée, et qui ne tendent qu'à vicier ou à détruire les chefs-d'œuvre de la nature. Mon corps, épuisé par toutes les fantaisies d'une âme blasée, ne put enfin suffire à toutes ses exigences ; dès lors la souffrance, la mélancolie, l'ennui se partagèrent ma triste existence, et à trente ans la vieétait déjà devenue pour moi un lourd et douloureux fardeau. Mes digestions, qui se faisaient difficilement depuis quelques mois, devinrent de plus en plus pénibles; tantôt j'éprouvais vers l'estomac la sensation d'un poids qui m'oppressait; tantôt je ressentais dans cette région une douleur vive, aiguë; d'autres fois, au lieu de ce bien-être qui suit le repas de l'homme sobre et frugal, je me sentais fatigué comme le voyageur qui a fait une longue marche. Il arrivait souvent aussi que je rejetais convulsivement le peu d'aliments que je prenais. Je dépérissais à vue d'œil; un teint jaune, maladif, avait pris sur mon visage la place de la fraîcheur de mes premières années. Mes facultés intellectuelles suivaient le même décroissement; ma mémoire, autrefois si heureuse, était sensiblement affaiblie; ma conversation n'avait plus cet enjouement, cette vivacité qui découlent d'une imagination tranquille, comme d'une source pure; mon esprit se fatiguait à la recherche des expressions qui n'abondaient plus sur mes lèvres. Tout ce qu'on appelle délassement était devenu pour moi un véritable travail; la lecture même m'était insipide. Une petite toux sèche, continuelle, tout en augmentant mes souffrances, redoublait mes craintes de devenir poitrinaire.

Inquiet sur ma position, repentant de ma vie passée, j'allai consulter plusieurs habiles médecins dans l'espoir qu'ils pourraient remédier au mal qui me consumait lentement. Quoique leurs avis et leurs traitements fussent différents, le résultat fut le même, c'est-à-dire, la continuation de ma souffrance.

O lecteur, si vous saviez combien

est malheureux l'homme qui souffre par sa faute et qui ne trouve plus en soi-même assez de courage pour supporter son mal! Si vous saviez de combien de regrets et de pensées amères il est accablé, vous ne perdriez jamais de vue les règles hygiéniques que la nature et l'expérience nous ont tracées! L'art, sur lequel j'étais en droit de compter, ne pouvant soulager mes maux, je me décidai à chercher dans les voyages quelques distractions à ma triste existence. Je fis mettre un peu d'ordre dans mes affaires; je me jetai dans une chaise de poste et je pris je ne sais quelle route. A peine avais-je fait quelques lieues que les légères secousses de la voiture me firent mal. Je voulus poursuivre; mais les douleurs augmentant, je rétrogradai, j'allai frapper de nouveau à toutes les portes médicales; je me soumis en aveugle aux traitements qu'il plaisait à une médecine antiphlogistique, tonique ou humorale, de me prescrire, et si je ne m'en trouvai pas pis, je ne m'en trouvai pas mieux. Puisqu'aucune puissance humaine ne pouvait améliorer mon état; enfermé dans ma chambre, j'attendis les décisions de la nature. J'étais là depuis trois mois à sécher sur mon fauteuil, dans la cruelle attente d'une mort prématurée que loin de redouter je désirais tous les jours, lorsqu'un vieil ami de mon père apprenant ma fâcheuse position, vint me voir et me donna le conseil d'aller consulter un de ses amis dont les sages avis pourraient peut-être m'être utiles. Comme je saisissais avec empressement tous les renseignements qui avaient rapport à ma souffrance, je suivis le conseil qui m'était donné. Je partis vers la fin du mois de mars, pour aller trouver

M. Sophon (tel est le nom de ce sage auquel j'étais recommandé). Il m'avait été dépeint comme un homme doué d'un esprit supérieur et qui, retiré à la campagne, trouvait son bonheur à vivre au milieu de sa famille. Lorsque j'entrai dans la demeure de cet excellent homme et que je fus en sa présence, un attendrissement involontaire s'empara de tout mon être, et ce fut tout ému que je lui remis le billet de recommandation dont j'étais chargé.

— Mon ami, me dit-il, après l'avoir lu, j'ai connu votre père ; c'était un homme bien vénérable, et s'il vivait encore, j'aime à croire que vous ne seriez point dans l'état où je vous vois. Puisque la Providence vous amène vers moi, je le remplacerai dans les soins qu'exige votre santé. »

Entré dans son cabinet, j'initiai M. Sophon à toutes mes souffrances et physiques et morales ; je lui exprimai sincèrement mon repentir d'avoir affaibli mon organisation et abusé d'une intelligence que j'aurais pu honorablement utiliser. Touché de mes regrets et de ma confiance, il me serra affectueusement la main et me dit :

— Plaise à Dieu que mes faibles connaissances dans l'art de guérir puissent vous être utiles ; car dès aujourd'hui, je les mets à votre disposition. » Après avoir examiné chacun de mes organes en particulier, il m'assura de ma guérison.

— Demeurez avec nous, me dit-il, je vous surveillerai plus aisément et rien ne sera négligé pour vous rendre agréable l'hospitalité que je vous offre. » Confus de tant de générosité, je ne pus le remercier que par mes larmes, qu'une vive reconnaissance faisait couler abondamment.

— Puisque vous avez pour moi,

qui ne suis qu'un étranger à vos yeux, la bonté et l'attention d'un père, soyez convaincu qu'en retour j'aurai pour vous toute la reconnaissance et toute la docilité d'un fils. » Ce qui m'inspirait une grande confiance dans les prescriptions de mon digne hôte, c'est que malgré sa grande vieillesse, il avait toute la vigueur de l'âge adulte : à voir la fraîcheur de sa figure, la souplesse de son corps, la fermeté de sa marche, l'exemption absolue de toute espèce d'infirmités si communes à son âge, on ne se serait jamais douté qu'il touchât à sa quatre-vingtième année. L'extérieur de cet homme était si noble, sa parole si éloquente, que ma confiance en lui grandissait à mesure que je le voyais. Quand il parlait, il me semblait entendre un de ces sages si vantés de l'antiquité. J'étais pour lui plein de respect et de vénération ; il était pour moi un être exceptionnel ; c'était une providence à qui je confiais sans réserve le soin de mon existence. Madame Sophon, d'un âge moins avancé, était aussi bien conservée que son mari. Leur fille unique avait épousé un M. de Fosseuil, riche propriétaire des environs, qui, pour son plaisir, faisait valoir une ferme à peu de distance de l'habitation de son beau-père.

Ce M. de Fosseuil avait quatre enfants, deux filles et deux garçons, et M. Sophon, leur grand-père, avait voulu lui-même diriger leur éducation. La plus grande amitié, le plus vif attachement liait tous les membres de cette famille. Les deux demoiselles, remarquables l'une et l'autre par la fraîcheur de leur teint, par l'heureux développement de leur taille, par leurs grâces et leur modestie, avaient beaucoup de goût pour la musique.

L'aînée portait le nom de Marie, la seconde celui de Mathilde.

Les deux jeunes gens, forts et vigoureux, avaient des goûts différents : l'aîné, Alexandre, s'occupait de science, surtout d'histoire naturelle ; le jeune, Emile, aimait tout ce qui a rapport aux arts et partageait ses loisirs entre les pinceaux et divers ouvrages manuels. Ces deux jeunes gens, quoique à peine âgés de vingt à vingt-deux ans, avaient quelque chose de grave et de réfléchi. Leur conversation déjà dénotait des études approfondies.

C'était donc vers cette famille si aimable, si intéressante sous tant de rapports, qu'une bonne étoile m'avait guidé ; c'était une sorte de port où je venais abriter ma frêle existence ébranlée par les orages d'une jeunesse dissipée. Il aurait fallu que j'eusse eu en moi des lésions bien profondes, pour qu'elles ne cédassent point aux soins si bien entendus que je recevais dans cette maison ; aussi à peine un mois était-il écoulé que déjà ma santé commençait à se raffermir.

Le corps et l'esprit plus dispos, je vis arriver avec le mois de mai, toutes les jouissances que l'on goûte à la campagne, aux premières apparitions du printemps. Le bonheur d'assister au développement de la végétation, joint à celui que j'éprouvais dans la compagnie de ces excellents amis, acheva presque ma guérison. Ivre de joie et de reconnaissance, je ne savais comment exprimer toute l'amitié que je ressentais pour M. Sophon, qui non-seulement avait guéri mon corps, mais qui avait ramené dans mon âme une heureuse sérénité. Quand je l'apercevais se promenant dans le parc, comme un enfant qui n'a pas revu son père depuis longtemps, je courais à lui, je l'embrassais et l'inondais de mes larmes. Plus d'une fois j'ai surpris ce bon vieillard attendri mêlant ses pleurs aux miens. Nous faisions ensemble de fréquentes promenades qui devenaient très-instructives pour moi.

— Qu'il est fâcheux, lui dis-je un jour, que votre savoir médical ne soit pas à la disposition du public! Que de malheureux, souffrant comme j'ai souffert, seraient aujourd'hui soulagés!

— Mon ami, si j'ai étudié tout ce qui a rapport à la médecine, je l'ai fait uniquement pour le bien de ma famille. Je vous ai soulagé parce que votre mal était susceptible d'adoucissement; mais je n'ai point la prétention d'avoir trouvé un remède à toutes les douleurs; c'est un but qui, je crois, ne sera jamais atteint. Toute ma science se borne à écarter les causes qui engendrent la plupart de nos maux ; car une fois le mal arrivé, il n'est pas toujours possible au médecin, quelles que soient ses connaissance et son expérience, de vous en guérir. La mort emporte des enfants, des jeunes gens, des hommes, des vieillards, malgré tous les efforts que fait la médecine pour les retenir. L'homme raisonnable doit donc employer tout ce qui dépend de lui pour mettre son corps à l'abri des agents morbifiques.

— Puisque vous avez été assez généreux pour me donner la santé, soyez-le encore pour m'apprendre comment on doit la conserver. Car ça ne peut être par le pur effet du hasard que vous êtes arrivé à un âge si avancé sans ressentir d'infirmités. Faites-moi connaître ces moyens, je les emploierai pour me garantir de ce qui pourrait m'être nuisible. Je le vois maintenant, il n'est pas de bonheur réel sans le jeu parfait de nos organes.

— C'est vrai, mon ami, l'expérience confirme tous les jours ce que vous dites; l'âme n'est pas disposée à sourire quand le corps qui la loge jette de continuels cris de douleurs. Voyez ces hommes qu'un mal intérieur inquiète et tourmente, quelle lenteur dans leur marche! quelle tristesse répandue sur leurs traits! quel ennui les entoure! que de regrets les accablent de n'avoir pas ménagé une vie qui leur est si chère et qui menace de leur échapper à chaque instant! Quel beau trésor, mon ami, que la santé dont malheureusement nous ne sentons l'importance que lorsqu'il est dissipé! Que sont, pour l'homme qui souffre, ce beau soleil qui nous éclaire, cette belle nature que nous admirons, ces demeures somptueuses que nous élevons? Des choses indifférentes. Tout ce qui passe devant ses yeux est couvert du linceul de la tristesse ; tout s'empoisonne sous sa main ; tout se dénature, se décompose autour de lui ; ses vœux, son ambition ne se tournent plus vers la richesse, vers les honneurs ; mais vers la santé qui lui a échappé et qu'il craint de ne pouvoir ressaisir. Lorsqu'un homme naît avec une bonne constitution, qu'il n'apporte point au monde de maladies héréditaires, cet être peut vivre longtemps sans craindre les maladies, s'il écoute la voix de la nature, s'il sait mettre à profit les leçons données par l'expérience, et s'il apprend à dompter ses passions. Dieu n'a point fait sa créature pour la condamner aux souffrances ; il n'a point fait un chef-d'œuvre pour l'accabler ensuite de douleurs et d'infirmités ; mais il nous a doués d'une organisation forte et vigoureuse capable de résiter longtemps à l'influence des éléments qui nous entourent. C'est l'homme lui-même qui travaille tous les jours à sa destruction, ce sont ses excès, ses travers d'esprit qui donnent naissance à ces monstruosités qu'on appelle maladies ; mais lorsqu'au contraire nous grandissons avec une constitution viciée soit par la faute de nos parents, soit par la mauvaise alimentation de notre premier âge, soit par l'insalubrité des lieux où l'on nous a renfermés, une sorte de souffrance continuelle devient notre partage. Nous sommes comme de faibles plantes qui, tombées sur un mauvais terrain, sèchent et meurent avant leur entier épanouissement. Si je suis octogénaire, c'est, je crois, grâce à la robusticité des auteurs de mes jours, aux soins que l'on a pris de mon enfance et enfin surtout à ma manière de vivre. Oui, monsieur, je mourrai convaincu que l'homme par un régime bien entendu peut vivre longtemps exempt de maux. Toutes ses souffrances sont le résultat de ses nombreux excès dégénérés en habitudes. Je sais que de temps à autre apparaissent de terribles fléaux qui frappent et enlèvent indistinctement un grand nombre d'individus ; mais qui pourra m'empêcher de croire que, si ces épidémies inconnues dans leur nature ont une action si dévastatrice, cela tient au mauvais état de notre corps que nous empoisonnons chaque jour par des mélanges insalubres. Puisque vous désirez connaître le secret qui m'a conduit jusqu'à cet âge, je vous l'apprendrai. L'heure est trop avancée pour commencer ; demain donc, si le temps le permet, nous viendrons dans cette allée et je vous communiquerai le résultat de mes observations.

J'attendis le lendemain avec une vive impatience ; j'étais si heureux d'avoir recouvré la santé qu'il me tardait de connaître les moyens qui pourraient indéfiniment me la conserver. Aussitôt que le soleil eut séché la rosée et qu'il eut un peu réchauffé l'atmosphère, nous nous rendîmes à l'allée désignée. Elle était la plus longue et la plus large du bois ; elle le traversait dans toute son étendue et pendant que les petits oiseaux s'égayaient au-dessus de nos têtes, j'écoutais avec une attention religieuse les paroles de M. Sophon.

CHAPITRE II.

L'hygiène que vous désirez connaître, est une science, mon ami, qu'on devrait enseigner dans les écoles avec autant de soin que toutes les autres choses. Savoir conduire et conserver cet admirable mécanisme, que la nature a disposé en nous avec tant d'art, devrait être pour tous les âges, pour toutes les conditions et pour tous les rangs de la société, un sérieux objet d'étude. Vous savez comme moi que les philosophes et les législateurs anciens attachaient une grande importance aux observations hygiéniques; et si certains peuples ont été longtemps des modèles de vertu, de courage et de grandeur pour les autres nations, c'est grâce à leurs mœurs douces, à leur alimentation sobre et frugale, que la voix de la nature leur conseillait. Les leçons que je dois vous donner sur cette branche de l'art médical, ne seront peut-être pas toujours en rapport avec ce que l'on a écrit sur ce sujet; mais, comme il me semble que je suis sur la voie de la vérité, je crois qu'il est de mon devoir de vous la faire connaître. Nous laisserons de côté toute classification et nous n'aborderons les questions, qu'en raison de leur importance, ou à mesure que les circonstances nous les présenteront. Aujourd'hui, je vais vous exposer quelques-unes de mes idées sur la manière dont l'homme doit vivre.

J'ai toujours considéré l'estomac comme l'organe le plus important et celui que l'on doit le plus ménager, comme l'organe pur où entre la vie ou la mort. Il a une action directe ou indirecte sur toutes les autres parties de notre constitution. C'est lui qui élabore la matière qui porte dans tout notre être la nourriture et l'excitation. Dès l'instant qu'il cesse son travail, tout languit, dépérit et s'arrête. Son importance, comme vous voyez, devrait exiger de notre part une grande attention, puisqu'il est une espèce de centre où chaque organe vient puiser des germes de souffrance ou de santé ; et pourtant, mon ami, avec quel peu de ménagement on se gouverne ! on en fait une espèce de gouffre où l'on jette pêle-mêle tout ce qui flatte le goût, où l'on entasse les choses les plus contraires et les plus indigestes. On me dira que l'estomac est une espèce de creuset, où tous les aliments se confondent et se convertissent en une pâte homogène, appelée chyme ; que les intestins, munis de petits suçoirs, tirent de la masse *chymeuse* les molécules nutritives, et dédaignent celles qui ne le sont pas ou qui ne conviennent point. Tranquillisé par cette explication ingénieuse, vous mangez indistinctement tout ce qui se présente, abandonnant au travail digestif le choix des substances convenables ou nuisibles. Trompé par cette erreur, vous mangez sans discernement des mets que l'usage et l'habitude vous ont fait considérer comme inoffensifs, et vous trouvez un certain bonheur à les savourer les uns après les autres, nullement préoccupé des suites fâcheuses qui peuvent résulter de leur mélange pour votre santé. Si je vous faisais l'histoire de toutes les maladies qui nous affligent, vous verriez que la plupart d'entre elles sont dues à nos incomplètes digestions. Avec un tel régime, notre organisation serait de fer, que nous parviendrions, je crois, à l'user, à la corroder. Au lieu de vivre avec simplicité, de ménager nos faibles organes, de manger les choses telles que la nature nous les donne, nous avons trouvé le moyen de convertir les produits les plus doux en mets âcres, irritants qui vicient nos humeurs. Quel chyle voulez-vous que fournissent cette confusion de mets que vous avalez dans le même repas ; ce mélange du potage avec la salade, de ce ragoût avec ces fruits, de cette crême avec ce vin? Si de toutes ces substances qui, prises isolément vous paraissent agréables, on faisait un seul tout, y goûteriez-vous? Non assurément ; et pourtant vous avez le même brouet dans votre estomac. Je le répète, ce mélange de mets est tellement contraire, que l'homme sobre et frugal se retire toujours malade d'une table ainsi servie. Vivez donc avec simplicité et sobriété si vous voulez que votre santé soit toujours dans un état prospère. C'est à la sévérité de mon régime que je dois cette vigueur qui vous étonne. Je mange les choses simplement et je me trouve heureux de ne point savoir les gâter par ces apprêts dont les gastronomes font tant de cas. S'il me plaît de manger de la viande, je me la fais servir ou rôtie ou bouillie, et préparée de cette manière elle suffit aux exigences de mon appétit. Si la simplicité dans les vivres est nécessaire, la sobriété ne l'est pas moins. Ne croyez pas qu'en mangeant beaucoup votre corps s'en trouve mieux ; au contraire : l'estomac surchargé fonctionne péniblement, lentement, c'est une fatigue en quelque sorte qu'on lui impose, fatigue qui réagit sur tous les autres organes. La poche stomacale, gonflée par la grande quantité d'aliments dont on l'a surchargée, embarrasse le mouvement de la respiration, engourdit le système nerveux et vous plonge dans une sorte de torpeur. Si ce régime devient habituel, l'exercice n'étant plus en rapport avec cette abondante nourriture, on tombe dans un embonpoint maladif, et l'homme dont l'intelligence est enveloppée par une vapeur graisseuse, n'est plus capable de grandes conceptions. Voyez ces hommes pour qui l'action de manger est la seule jouissance ; dès l'instant qu'ils ont abandonné leur table, si rien ne les excite et ne les oblige au mouvement, ils tombent lourdement sur un siége pour y bâiller ou dormir. S'ils causent, leur conversation languissante vous pèse, vous fatigue et vous communique bientôt à vous-même le besoin de bâiller et de dormir. S'ils marchent, pour peu qu'ils pressent le pas, ils s'arrêtent à chaque instant pour respirer ; le poids de leur estomac les étouffe. Ce n'est plus cet homme souple, agile, gracieux ; c'est l'homme appesanti, déformé par l'excès de nourriture et qui souvent meurt comme asphyxié dans sa graisse. L'homme qui se livre à un exercice modéré a besoin de fort peu de chose pour entretenir l'activité de son corps ; celui au contraire qui travaille beaucoup doit réparer par une nourriture plus fréquente les pertes qu'il a faites. Si je suis convaincu qu'une nourriture simple et frugale est la plus saine et la plus naturelle pour notre santé, je suis convaincu aussi que la boisson la plus convenable et la plus salubre est l'eau. Je ne m'explique pas ce goût bizarre de l'homme qui préfère habituellement à un liquide si doux, si désaltérant, répandu autour de lui avec tant de profusion, des liquides aigres, fermentés, travaillés qui en usant la santé troublent même quelquefois la raison. Si l'homme n'avait jamais connu d'autre boisson que l'eau, la terre n'aurait point été souillée par tant de crimes, et notre société, plus douce, plus paisible, ne serait plus affligée par tant de maladies. Il y a des gens dont le goût est tellement blâsé qu'ils détestent cette boisson naturelle à cause de sa fadeur; il leur faut des liquides sinon vineux, du moins piquants et acides. Nous qui sommes habitués à ne point vivre en dehors des lois de la nature, nous trouvons dans l'eau une boisson agréable, désaltérante, tonique. Pourtant, malgré notre préférence pour ce liquide, nous ne rejetons point le vin dont nous aimons à trouver, quand les circonstances l'exigent, les propriétés excitantes.

Obligé de me quitter, M. Sophon remit à un autre jour la suite de ses entretiens sur une science qui commençait si vivement à m'intéresser. Resté seul, je réfléchis à tout ce qu'il venait de me dire et mon bon sens me fit trouver raisonnable sa manière de voir. Comment en effet, me disais-je, ne pas adopter un régime de vivre si simple, si naturel et dont les conséquences nous seraient si avantageuses? Pourquoi couvrir une table d'aliments si différents les uns des autres, lorsque la nature nous offre tant de productions toutes préparées et dont le mélange peut s'opérer sans que l'estomac en souffre? A voir toutes les dispositions brillantes d'un dîner, tous ces ragoûts de compositions si bizarres, il semble que l'homme n'a de bonheur, de plaisir qu'à manger; comme si son intelligence n'avait pas droit à des plaisirs plus nobles et plus dignes de sa supériorité.

Que la vie simple et frugale que je voyais mener à M. Sophon, me paraissait digne et préférable à cette vie folle et gourmande que j'avais vu mener et que moi-même j'avais adoptée autrefois! Plus je pénétrais dans la vie intime de cet homme, plus je bénissais le Ciel de me l'avoir fait connaître. Depuis mon admission à la table de ce vrai philosophe, j'avais toujours en effet remarqué, sans pouvoir me l'expliquer, la présence d'un seul mets ou de plusieurs, mais ayant entre eux la plus grande analogie. Si le déjeûner se composait de fruits, je voyais des poires, des pommes, des raisins conservés ou d'excellentes compotes de ces différents fruits. Une autrefois, la table était garnie de noix, d'amandes, de noisettes, de dattes, de raisins secs et de figues; ou bien de diverses sortes de fromage, de crême, de beurre, de lait etc. Les fruits étaient si succulents, les compotes si exquises, le lait, la crême, le beurre si frais, si doux que chacun de ces objets aurait été pour un fin connaisseur un mets délicieux. Deux carafes contenaient pour toute boisson une eau d'une grande pureté. Le dîner se composait toujours de deux ou trois plats de viande ou rôtie ou bouillie et chacun en mangeait suivant son appétit. D'autrefois c'étaient différentes sortes de poissons ou de légumes; mais toujours apprêtés avec simplicité. Je ne voyais jamais le beurre, cette production si douce, si agréable se convertir en une sauce âcre, irritante et encrassante; les mets quels qu'ils fussent étaient tout aussi flatteurs pour le goût, et l'estomac les digérait parfaitement. Bien que l'apprêt des mets fût tout naturel, madame Sophon y attachait une grande importance. Elle ne dédaignait point d'aller surveiller les opérations de la cuisine, afin de s'assurer que les choses se faisaient convenablement. Habile dans l'art culinaire, elle l'enseignait à ses demoiselles, et nous mangions souvent d'excellentes choses qu'elles avaient elles-mêmes préparées.

— Le talent de savoir préparer une alimentation convenable n'est point à dédaigner, me disait-elle un jour, non-seulement pour la femme, mais même pour l'homme. La femme qui se marie doit savoir apprêter à son époux une nourriture saine et appropriée à sa condition. L'homme étant son soutien, la force sous laquelle elle s'abrite, c'est un devoir pour elle d'entretenir sa santé et de chercher à prolonger sa vie par une alimentation bien entendue. Bien que notre cuisine soit fort simple, elle exige cependant des connaissances qu'on n'apprend bien que par la pratique. Vous n'auriez que des choux, des haricots à manger, faut-il encore savoir leur donner le degré de cuisson et l'assaisonnement convenable; car l'ignorance de ces choses peut être préjudiciable à la santé. Si la fortune permet à la femme d'avoir des cuisiniers, dans son intérêt et dans celui des personnes qui composent sa famille, elle doit veiller à ce que tout se fasse avec propreté et entendement. Si elle-même ne sait rien, comment pourra-t-elle juger? Elle se trouvera alors obligée de confier le soin de sa nourriture, de celle de son mari et de ses enfants à des mains étrangères qui pourront abuser de sa confiance. Le mets le plus simple peut devenir funeste, vous le savez, entre des mains inhabiles.

Malgré mon âge, et bien que nous ayons depuis longtemps à notre service une habile et honnête cuisinière, je vais souvent la surveiller afin que tout ce qui est servi sur notre table soit frais et bien choisi. Quant à l'homme, il n'a pas besoin, il est vrai, de si grandes connaissances sur cette partie; mais encore faut-il qu'il en ait un peu. Si mes fils étaient obligés de passer dans des pays étrangers où ils trouveraient d'autres usages, d'autres mœurs, comme les produits de la nature sont à peu près partout les mêmes, ils sauraient en tirer parti et ne seraient point obligés de vivre contrairement à leur goût et à leurs habitudes. »

Madame Sophon avait appris à ses demoiselles tout ce qui concernait la cuisine. Leurs mains délicates savaient pétrir la pâte, soigner un rôti, un pot-au-feu et faire toutes les conserves aussi bien qu'un chef de cuisine ou d'office. Elles possédaient toutes les qualités qui constituent une bonne ménagère et tous les agréments de la femme de distinction.

Le lendemain, je soumis quelques observations à mon complaisant professeur.

— Le régime de vie que vous m'avez indiqué est fort bon, lui dis-je, pour la classe aisée qui peut charger sa table de plusieurs mets ; mais la classe industrielle, la classe pauvre à laquelle les moyens pécuniaires ne permettent pas d'avoir un grand nombre de mets à choisir, comment peut-elle éviter de faire des mélanges ?

— Mon ami, il est aussi facile à la classe ouvrière, qu'à la classe riche de suivre le régime que je vous indique. Si vous aviez pénétré comme moi dans l'intérieur des ménages de la campagne, vous auriez vu que cette manière de vivre est en usage chez eux depuis longtemps et que c'est grâce à la nourriture simple qu'ils prennent habituellement qu'ils doivent cette santé robuste qu'on leur envie. Nous visiterons ensemble Varennes, village voisin dont vous apercevez là-bas le clocher; nous pénétrerons dans l'intérieur de quelques maisons et vous verrez par vous-même, combien est simple et frugale la vie de ces hommes qui du matin au soir se livrent à de rudes travaux. Leur déjeûner se compose ordinairement de soupe grasse ou maigre et de fromage dont ils mangent suivant leur besoin. Au dîner, qui a lieu vers midi, ils mangent de la viande ou des légumes, et le soir la soupe est encore fort souvent leur aliment. Ils considèrent avec raison cette nourriture comme la plus saine et la plus économique. Entre le dîner et le souper, ils mangent des fruits ou le produit de leurs vaches. Le dimanche, jour de fête et de repos pour eux, les ménages un peu aisés se permettent le pot-au-feu avec la viande de bœuf ou de vache, et ces gens si forts, si vigoureux ne boivent que de l'eau à leurs repas. Autrefois, ils buvaient beaucoup de vin ou de mauvaises boissons, s'imaginant que ces liquides leur donnaient de la force et de l'ardeur au travail. Peu à peu, je suis arrivé à leur faire comprendre que la seule chose qui pouvait réellement les rendre forts et ardents, était une nourriture saine et abondante; l'expérience leur a démontré que j'avais raison. Dans les fermes, dans les fabriques où un grand nombre d'ouvriers sont employés et nourris, c'est encore la même manière de vivre. Je vous conduirai à la métairie qu'exploite mon gendre M. de Fosseuil; vous verrez avec quel ordre tout est dirigé, vous verrez comment il est possible de nourrir simplement, sobrement et à la satisfaction de tous, une quantité d'ouvriers. A mesure que vous vous initierez à nos habitudes, à notre genre de vie, je vous fournirai d'autres détails sur cette partie si importante de l'hygiène. Parlons aujourd'hui des habitations. »

CHAPITRE III.

— Il faut apporter, dans le choix de la maison que vous vous proposez d'occuper, la plus grande attention, puisque c'est dans son enceinte que vous déposez votre vie et celle de ce que vous avez de plus cher, votre famille. Voilà, je crois, deux puissants motifs qui devraient parler bien haut, et pourtant, mon ami, avec quelle négligence s'occupe-t-on de cette importante question ! Parcourez certaines rues des grandes cités et vous verrez qu'il faut qu'il y ait des hommes bien ennemis d'eux-mêmes ou bien insensés pour oser venir s'abriter sous de pareils taudis et se livrer à la funeste influence des miasmes putrides qui encombrent leurs maisons depuis la cave jusqu'au grenier. Vous qui êtes libre d'aller vous fixer où bon vous semblera, je pense bien que vous ne choisirez point ces sales rues pour y établir votre demeure, mais que vous l'édifierez au milieu d'une belle campagne réunissant toutes les conditions hygiéniques, et que, ne vous en rapportant point au goût souvent bizarre d'un architecte, vous voudrez vous-même présider à la construction de votre maison, à sa disposition intérieure, afin que toutes les mesures de salubrité soient partout bien observées.

Je vous suppose donc le projet de bâtir selon votre goût et sur un terrain de votre choix. Examinons quelle doit être la nature de l'emplacement qu'il faut adopter, et comment on doit procéder à la construction d'une habitation pour la rendre bien salubre. L'expérience a démontré que l'air circulant plus librement dans les plaines élevées devait y être plus sain que dans les vallées, ces dernières étant ordinairement encaissées par des bois, des coteaux et parcourues par des rivières dont les eaux stagnantes exhalent dans les grandes chaleurs une odeur de vase qui peut avoir de grands inconvénients pour les personnes qui ont l'imprudence d'asseoir leur demeure dans ces lieux. A part ces miasmes marécageux, des brouillards malsains viennent chaque soir vicier par leurs épaisses vapeurs l'air plus pur qui a circulé pendant le jour sous la bienfaisante influence du soleil. Les plantations nombreuses de hauts peupliers, d'aulnes et de saules qui bordent les rives de ces eaux ajoutent encore à l'insalubrité de ces lieux. Mais, mon ami, n'allez pas généraliser les idées que je viens d'émettre ; car il est des vallées dont le séjour est aussi salubre qu'agréable, puisque beaucoup d'hommes qui les habitent parviennent à une vieillesse avancée et exempte d'infirmités. Mais, me direz-vous, à quels caractères puis-je reconnaître que la vallée, où il me plairait de m'établir, possède les qualités qui donnent cette longue existence, ou les désavantages qui peuvent amener en moi une mort prématurée? La différence est sensible ; les unes, je vous l'ai dit, sont baignées par des eaux fangeuses, les autres au contraire sont arrosées par des eaux coulantes et profondes qui emportent dans leurs cours tous les corps étrangers dont la décomposition pourrait corrompre leur pureté. De plus, ces lieux si agréablement situés ont encore sur la plaine un avantage immense, c'est que l'air y est continuellement tempéré par l'évaporation de ces eaux limpides et convient parfaitement aux poitrines délicates, aux constitutions sèches et nerveuses. Aussi, mon ami, vous donnerai-je le conseil de résider dans l'endroit qui réunira ces avantages? Quant à ce qui concerne la construction de votre demeure, écoutez les conseils que j'ai à vous donner. Qu'elle ait la forme extérieure qu'il vous plaira ; ceci est de médiocre importance ; veillez seulement à ce que les matériaux que vous emploierez, ne soient point de nature à attirer et à entretenir l'humidité. Une fois les murs élevés, avant de commencer le pavage, que votre maison repose sur une couche épaisse de pierres séchées au soleil. Sans cette précaution vous serez incommodé par l'humidité que les eaux pluviales, filtrant à travers les terres, ne manqueront pas d'occasionner. S'il ne vous est pas permis d'exhausser convenablement le rez-de-chaussée, il ne faut pas hésiter à établir un plancher. En observant bien ces règles, vous ne serez point exposé à ces douleurs rhumatismales si poignantes et si difficiles à calmer. Le sol a d'immenses inconvénients quand il est imprégné d'humidité ; diffusible, l'humidité altère rapidement tout ce qu'elle atteint. Si, fatigué par une course qui aura provoqué la sueur, vous vous reposez dans un appartement frais, mal assaini, l'air répercutant trop vite la transpiration de la tête, du corps ou des pieds, amène instantanément un rhume, un coryza ou un mal de tête. Les appartements que vous disposerez doivent être larges et suffisamment aérés. N'adoptez point les goûts mesquins de certains bourgeois qui veulent avoir salon, salle à manger et cuisine dans un espace à peine suffisant pour en faire une seule pièce. Lorsque vous entrez dans ces petits réduits plutôt faits pour des singes que pour des hommes, certaines odeurs qui seraient à peine sensibles dans un plus vaste local indiquent que pour ces propriétaires la conservation de la santé est la moindre de leur préoccupation. Une chambre étroite, basse, humide, mal aérée, mal éclairée, est tout ce qu'il y a de plus funeste à la santé. Les enfants comme les grandes personnes qui passent leurs nuits dans ces demeures malsaines ne tardent pas à voir leur constitution s'altérer. Les dents se carient, des engorgements se forment autour du cou, en un mot, un grand nombre de maladies tenaces, fâcheuses, s'implantent sur notre pauvre corps. J'aimerais mieux habiter un grenier, ma santé y courrait moins de danger que dans un appartement humide.

Combien de pauvres enfants, venus au monde avec une bonne constitution, sont devenus scrofuleux par suite de nombreuses nuits passées dans une chambre ou dans une alcôve mal assainies !

M. Sophon avait parfaitement observé pour son propre compte toutes les règles hygiéniques qu'il venait de me faire connaître. Sa maison, assise sur le haut d'un coteau, joignait l'agrément à la salubrité. De l'endroit où elle était placée, on dominait différents points de vue plus ou moins éloignés. D'un côté, c'était la plaine ; de l'autre, la vallée avec ses gazons, ses eaux limpides et ses frais ombrages de peupliers et de saules aux feuilles argentées ; à droite, une colline tapissée de vignes ; à gauche, un bois percé de nombreuses allées et çà et là, dans le lointain, des groupes d'arbres fruitiers. Les approches de l'habitation n'étaient point embarrassées par des plantations inutiles. La façade de cette simple et élégante demeure regardait le soleil levant. Quoiqu'elle fût bâtie au sommet d'une colline, M. Sophon n'avait négligé aucune des conditions nécessaires à son parfait assainissement. La distribution intérieure en était gracieuse et commode. La première fois que j'y entrai, je fus frappé par le luxe de propreté qui régnait dans toute l'habitation, par l'air pur et embaumé que l'on respirait partout. Devant la maison, sur la pente douce du coteau, s'étendait un magnifique parterre très-agréablement traversé par des allées sablées et encadrées par différentes bordures. Mille plantes variées remplissaient les plates-bandes et répandaient dans l'air des flots de parfums. De chaque côté étaient de grands tapis de verdure parsemés d'arbustes, de rosiers, les uns isolés, les autres réunis en bouquets. A gauche, en suivant la longueur du coteau, apparaissait un bois où l'on trouvait en été un ombrage salutaire contre les chaleurs du jour et en hiver un abri contre les vents froids du nord. Plusieurs avenues de diverses largeurs coupaient ce bois dans tous les sens. Les bords de la rivière qui baignait les pieds de la colline étaient disposés en talus et gazonnés de telle sorte que de loin les eaux paraissaient couler sur un lit de verdure. Cette disposition n'avait pas été prise seulement pour la beauté du coup d'œil, elle avait un but hygiénique que je compris tout de suite. Pendant les chaleurs de l'été, la rivière diminuant de profondeur, ses bords vaseux desséchés par le soleil exhalent au loin une odeur marécageuse très-sensible surtout quand vient le soir. Par le moyen de ce gazonnement, à mesure que l'eau baisse, la végétation neutralise l'effet de cette mauvaise odeur. Je ne pouvais taire à M. Sophon mon admiration à la vue d'une propriété qui réunissait tant d'avantages.

— Pour mettre ce domaine dans cet état, il a dû vous en coûter beaucoup de temps et d'argent?

— Moins que vous croyez, me dit-il, voyez ma maison, on ne saurait la bâtir plus simplement; elle est belle, elle est précieuse à mes yeux, non par sa forme, mais par sa disposition, par sa parfaite salubrité. Ce coteau était planté de bois dans toute son étendue; je l'ai fait arracher et n'ai réservé que la portion que vous voyez à gauche. A la place, j'ai dessiné ce parterre, ce potager, ce verger ; j'ai fait planter cette vigne, ces noyers et tous ces arbres à fruit, afin d'avoir autour de moi toutes les choses nécessaires à la vie. La rivière est ce qu'elle était, je n'ai fait qu'en assainir les bords : quant à la prairie, elle a toujours été telle que vous la voyez. On aurait pu faire les choses plus richement, plus largement, mais on ne pouvait leur donner un arrangement plus convenable à la santé, et c'est à quoi je tenais avant tout.

— Il y a quelques jours, je vous parlais du village de Varennes à propos du régime diététique; je vous le citerai encore pour ses constructions. Demain, si le temps est beau, nous irons nous y promener.

CHAPITRE IV.

Depuis mon arrivée au château de Tachainville, nom du domaine de M. Sophon, je n'avais pas encore franchi les murs d'enceinte de cette propriété : mes promenades s'étaient toujours faites, tantôt dans les bois, dans les prairies, tantôt dans le verger ou dans le potager. Mais, sous l'influence d'une vie si douce, si naturelle et passée au milieu de gens si aimables, je sentais de jour en jour ma santé se raffermir, mon appétit augmenter et j'étais tout heureux de voir mes forces en état de me permettre une longue course. Le lendemain donc, après le déjeûner, nous allâmes en famille faire une promenade au village de Varennes dont M. Sophon était considéré comme le seigneur. Je conserverai toute ma vie le souvenir de cette première sortie. Débarrassé des sombres inquiétudes dont ne peut se défendre l'homme qui souffre, il me semblait que je renaissais à la vie. Je respirais avec une sorte d'enivrement l'air tiède et embaumé des lieux que nous traversions. Mon cœur, purifié par le contact de cette vertueuse famille, s'ouvrait à ces douces jouissances que tout homme honnête éprouve en contemplant les merveilles de la nature. Nous étions au commencement du mois de mai. Ce jour-là, par une coïncidence particulière, le temps était de toute beauté. Les rayons du soleil printanier réchauffaient l'atmosphère encore engourdie, et la nature était riante et fraîche sous cette influence bienfaisante : chacun de nous, plongé dans de délicieuses rêveries, goûtait les suaves impressions qui naissaient à chaque pas et s'avançait silencieusement vers le but de la promenade. Varennes était à la distance d'une demi-lieue de Tachainville. L'amphithéâtre élégant de ses maisons se dressait devant nous sur le versant de la colline. La disposition des chaumières donnait à cet endroit un extérieur gracieux et coquet. Tout ce qui se présenta à ma vue en entrant dans ce village, me frappa d'étonnement ; car jusqu'alors je n'avais remarqué dans aucun village un ensemble aussi attrayant, des rues si propres et si spacieuses.

— Il faut, dis-je à M. Sophon, qu'une parfaite union préside à toutes les actions des Varennois, et qu'ils soient bien pénétrés des résultats de la propreté pour concourir avec tant de zèle à l'entretien de leur village.

— Ce ne sont point les habitants qui s'occupent de ce travail, me répondit-il, tous les instants des hommes sont employés à cultiver les champs, et les femmes se livrent entièrement aux occupations de leur ménage. Nos rues sont balayées par des vieillards ou par des pauvres que nous logeons, que nous nourrissons et qui sont les membres d'une institution que nous avons formée et dont je vous donnerai des détails en temps et lieu. Aujourd'hui, je veux vous faire visiter ces habitations, afin de vous convaincre qu'il est tout aussi possible de faire régner la salubrité et la propreté dans une chaumière, que dans une maison opulente.

Nous entrâmes donc indistinctement dans plusieurs maisons, et partout l'aimable famille fut accueillie avec joie. Chaque cour, au lieu d'être un cloaque infect, comme je l'avais observé dans beaucoup d'autres villages, offrait un tout autre aspect. Une chaussée longeait les bâtiments et procurait aux habitants une circulation propre et facile. On ne voyait dans ces maisons convenablement exhaussées, aucune trace d'humidité, et aucune mauvaise odeur ne venait vicier l'air pur qu'on y respirait. Les étables ou écuries étaient tenues avec le même soin et la même propreté; les fenêtres toujours ouvertes laissaient circuler l'air, et le sol disposé en pente facilitait l'écoulement des eaux vers un petit ruisseau qui les conduisait sous le fumier de la cour.

— Quel est donc, dis-je à M. Sophon, la sage intelligence qui a présidé à tout ce que je viens de voir?

— Vous seriez en droit d'être bien plus étonné, si je vous disais que ce qui vous a frappé a été le plus facile de la tâche que nous nous étions imposée. Lorsque j'arrivai ici, il y a quarante ans, ce village dont vous admirez aujourd'hui la bonne tenue, était un assemblage informe de mauvaises chaumières. On rencontrait à chaque pas dans ces rues étroites et boueuses, des excavations où croupissaient des eaux noires et que la sécheresse de l'été seule faisait disparaître. Les habitants eux-mêmes vivaient dans la plus grande insouciance. Deux ans après mon arrivée à Tachainville, le maire du village mourut ; on me proposa sa charge que j'acceptai avec plaisir, bien décidé à me conduire envers mes administrés, comme un bon père se conduit envers ses enfants. Le conseil municipal, fort heureusement pour mes projets, était composé d'hommes de bon sens, qui, comprenant la supériorité que mon éducation me donnait sur eux, et les excellentes intentions dont j'étais animé, ne contrariaient jamais mes vues sur les améliorations que je leur soumettais.

Nous éprouvâmes d'abord de la résistance de la part de quelques intéressés, qui, ne voulant point perdre de terrain, blâmèrent notre projet d'alignement. Ils n'avaient pour toute raison à nous alléguer, que leurs pères avaient vécu de la sorte et qu'ils y vivraient bien eux-mêmes. S'il y eut des récalcitrants, il y eut aussi des gens de bonne volonté. Deux conseillers municipaux mal logés, voyant leur maison menacer ruine, donnèrent l'exemple, et quand chacun vit qu'une construction bien ordonnée, propre et salubre, n'était pas plus dispendieuse qu'un taudis, à l'envi les uns des autres, ils bouleversèrent leur pays, et en moins de quinze ans, presque toutes les habitations furent renouvelées ou restaurées. Je surveillais les travaux, j'aidais quelques-uns des habitants de mes conseils, quelques autres de mon argent. C'est ainsi que petit à petit, je suis parvenu à donner à ce village la symétrie que vous lui voyez. Je dois dire que j'ai été puissamment secondé dans toutes ces améliorations par le curé, qui est un homme d'un rare mérite et auquel j'ai l'intention de vous présenter. Je n'aurais jamais accepté les fonctions de maire, si je n'avais eu l'espoir de ce changement. Dans les premiers temps de mon administration, j'avais honte, je l'avoue, d'être le chef d'un village si peu en rapport avec mes idées. Aujourd'hui, je suis tout fier d'en être le premier administrateur. Pour que vous puissiez juger de l'immense résultat que nous avons obtenu, nous irons un de ces jours à Varthy, village à une lieue d'ici, et qui est encore aujourd'hui ce que Varennes était autrefois.

Après avoir visité plusieurs maisons toutes plus remarquables les unes que les autres par leur bonne tenue, nous allâmes rendre visite au pasteur du pays pour lequel M. Sophon professait la plus grande estime. Sa demeure était au centre du village. Nous le trouvâmes occupé à travailler dans son jardin attenant au presbytère. Quand il nous aperçut, il vint à nous. Sa démarche noble, sa figure pâle et tout à la fois pleine de douceur et de gravité, m'impressionna fortement, et je me sentis tout-à-coup saisi de respect pour cet ecclésiastique que je voyais pour la première fois. Après avoir fait le tour de son jardin, sur le bon entretien duquel chacun de nous le félicita, nous entrâmes nous reposer sur l'invitation de M. Roquefeuille, (tel est le nom du digne prêtre). Quand nous nous fûmes entretenus assez longuement sur différents sujets, nous quittâmes ce bon curé, mais je me promis bien de revenir le voir, pour établir avec lui des rapports plus intimes.

Si je n'avais pas été soutenu dans mon entreprise par l'influence puissante de cet homme de bien, me dit en sortant M. Sophon, je n'aurais jamais obtenu ce beau résultat que vous avez remarqué. Heureux le pays qui possède un tel prêtre! heureux le prêtre qui a pour ouailles de pareils habitants! Par son activité à faire le bien, par la douceur de son caractère, par sa rigide moralité, par son habile tolérance et enfin par sa parole éloquente et persuasive, M. Roquefeuille a su conquérir l'amitié de tous ceux qui l'entourent. S'il considère ses paroissiens comme ses enfants, il y a réciprocité de sentiments ; mais il n'use de cette autorité acquise par ses vertus, que pour faire le bien. Tous les produits du jardin qu'il cultive de ses mains, sont donnés aux familles malaisées du pays, ne gardant pour lui que le strict nécessaire. Brigitte, cette bonne fille, son excellente ménagère, qui le seconde si bien dans ses exercices d'humanité, distribue chaque jour aux nécessiteux la part des bienfaits de son maître. Si un villageois tombe malade, M. Roquefeuille est à son che vet veillant à l'exécution des choses prescrites ; par ses paroles de consopalation, il soutient le courage du patient et calme la douleur de la famille. C'est en un mot le prêtre de l'évangile, le continuateur pratique de la sublime morale de Jésus-Christ.

— Mais le bien que fait naître dans le pays ce digne ecclésiastique doit être immense ?

— Oui, Monsieur, toutes les familles se ressentent de la grande œuvre qu'il a entreprise. Par son exemple, il a communiqué à tous l'amour du travail. Il a fait un portrait si beau, si séduisant de l'homme vertueux, que chacun a voulu l'être. Il a fait sentir avec tant de force, combien est vil et méprisable l'homme qui s'enivre de vin, que l'ivresse est devenue une honte parmi eux, et si, par hasard, un ivrogne étranger traverse le pays, il est hué, poursuivi, chassé par les enfants ; ils font de ce misérable dégradé à leurs yeux un objet de plaisanterie et de risée. Le dimanche, quand toute la paroisse est réunie autour de la chaire, ce bon pasteur en profite pour apprendre aux pères et aux mères les moyens d'élever leurs enfants dans la voie de la sagesse et de la probité ; aux enfants à être respectueux, obéissants et dévoués à leurs parents. Tous ces discours remarquables par leur concision sont autant de leçons de morale que la foule comprend, goûte et met à profit. Tout ce qu'il avance, il l'appuie sur des faits dont il sait rendre la narration si intéressante qu'on voudrait qu'il parlât toujours. Dieu l'aidant, tous ses efforts ont été couronnés. Le travail, la sobriété, l'économie, considérés par ses paroissiens comme autant de vertus, leur donnent l'aisance et éloignent de leur ménage toutes les maladies qu'engendrent les excès, les privations, la misère. Toute la jeunesse, née de parents sains et robustes, devient elle-même en suçant le lait de la sobriété et de la frugalité, plus saine et plus robuste encore. Habitués à se considérer comme frères, les Varennois sont pleins de charité les uns pour les autres. Aussi ne voyons-nous jamais parmi eux de ces haines qui amènent des vengeances, des querelles. Les jeunes filles, élevées sans pruderie dans des sentiments d'honneur, de religion, n'embarrassent pas la commune d'enfants illégitimes.

J'eus dans la suite la preuve de tout ce que venait de me dire M. Sophon. Ce pays était aussi sain sous le rapport moral que sous le rapport physique, et cet important changement, deux hommes seuls l'avaient obtenu. Pourquoi n'en est-il pas ainsi, me disais-je, dans toutes les campagnes de France? Que d'hommes, par leur position sociale, par leur influence, pourraient travailler au bonheur de la masse s'ils étaient animés de cette généreuse bienveillance. Mais, ô égoïsme! ô sordides intérêts, votre souffle glacial a détruit tous les nobles sentiments que la nature avait déposés dans le cœur humain !

Quelques jours après notre visite à Varennes, j'engageai M. Sophon à profiter d'un rayon de soleil pour aller voir le village dont il m'avait parlé. J'avais à cœur d'établir la différence entre ces deux pays. Varthy était situé dans une assez belle plaine ; mais autant Varennes m'avait fait plaisir à voir, autant Varthy me paraissait répugnant à examiner en détail. Nous avions toutes les peines du monde à nous retirer des boues et des eaux qui encombraient les chemins. Une odeur méphitique s'échappait de chaque demeure et donnait une triste idée de la propreté de ceux qui l'habitaient.

—Voyez, me dit M. Sophon, quelle négligence ! quelle incurie ! ces habitants ne devraient-ils pas rougir du mauvais état de leurs rues ? Au lieu d'enlever ces boues, de combler de pierres ces ornières, ils préfèrent s'enfoncer dans la fange. Entrons, et vous verrez que la malpropreté intérieure répond à celle du dehors.

En effet, le fumier était négligemment jeté au milieu de la cour ; on n'y pouvait faire un pas sans imprégner sa chaussure du jus qui en sortait. Le corps d'habitation, nullement exhaussé, était imbibé de l'humidité qu'entretenait la boue apportée de l'extérieur. La maison, étouffée par un plafond peu élevé, n'était éclairée que par une petite fenêtre, dont les fermetures rouillées indiquaient la nullité de leur service. Aussi ne trouvions-nous plus cet air frais et pur des habitations de Varennes. La propreté était partout oubliée ; ne la comprenant pas pour eux-mêmes, comment pouvaient-ils la comprendre pour leurs bestiaux?

—Ce que vous voyez en petit chez de simples particuliers, vous le verriez en grand, me dit M. Sophon, chez quelques cultivateurs. Partout même négligence.

—Comment, m'écriai-je, pousser si loin l'oubli de choses si importantes pour la vie! La propreté est si belle, si simple, si facile à pratiquer! Qu'un étranger traverse ce village, quelle idée peut-il emporter de ses habitants et des gens qui les administrent? Autant Varennes vous inspire l'amour de la campagne, autant Varthy vous en inspire le dégoût. Peut-être, ajoutai-je, n'ont-ils pas les matériaux nécessaires pour assainir leurs rues, leurs demeures? Les pierres, si communes là-bas, manquent sans doute ici?

Non, me répondit-il, rien ne leur manquerait s'ils en avaient le bon désir. Ils prétendent, les insensés, que le temps leur manque pour s'occuper de choses si peu essentielles à leurs yeux. Mais je préfère mettre leur insouciance plutôt sur le compte de leur mauvaise administration que sur leur mauvaise volonté. Car si, lorsqu'ils bâtissent une maison, un bon conseil intervenait pour les éclairer, j'aime à croire qu'ils ne se refuseraient pas à le suivre; mais abandonnés à leur routine, à leur ignorance, ils font mal, parce qu'ils ont toujours vu faire ainsi !

Que deréflexions me firent faire ces deux villages si différents! L'un, habilement dirigé, était sorti de la fange et de l'insalubrité pour s'embellir de toutes les perfections qu'amènent l'expérience et la civilisation ; l'autre, abandonné à son incurie, ne songeait point à profiter de leurs bienfaits. L'un, mettant en pratique toutes les vertus sociales, s'était procuré le bien-être physique qui comble la vie de tant de jouissances ; l'autre, ennemi des progrès, restait en arrière, exposé à toutes les souffrances physiques et morales qu'engendrent la négligence et la paresse.

CHAPITRE V.

Mon amitié pour les dignes hôtes qui me rendaient la vie si douce augmentait en raison de l'intimité qui s'établissait entre nous. Chacun me considérait plutôt comme un membre de la famille que comme un étranger. Spectateur continuel des grâces et de l'amabilité des demoiselles de Fosseuil, je ne pus me défendre d'un sentiment d'amour pour l'aînée, mademoiselle Marie. A part cette belle santé avec laquelle toute femme est attrayante, elle possédait une foule de qualités que, malgré sa modestie, je dévoilais tous les jours. Puis, je regardais cette société, au milieu de laquelle je coulais des jours si heureux, désormais indispensable à mon bonheur, et passer sa vie en compagnie d'une femme si parfaite, me paraissait devoir être le comble de la félicité ; aussi dès ce moment je travaillai à me rendre digne d'être son époux.

Depuis que je me portais mieux, j'avais le plus grand désir d'aller présenter mes hommages à M. et madame de Fosseuil, et de visiter en même temps la ferme qu'ils exploitaient. Il fut décidé qu'au premier beau jour on irait y déjeûner. En entrant dans cette belle métairie, je reconnus tout de suite la main qui en avait dirigé les travaux. On pouvait, sans salir la chaussure la plus délicate, faire le tour de la cour, visiter l'étable, l'écurie, les bergeries, tant la propreté était observée jusque dans ses moindres détails. L'habitation de M. de Fosseuil occupait une partie d'une aile de la ferme et s'élevait coquettement au milieu des autres bâtiments qui l'environnaient. Son intérieur réunissait l'élégance au confortable, et madame de Fosseuil, aussi belle qu'aimable, nous en fit les honneurs avec toute la grâce d'une femme de distinction et la simplicité naïve d'une fermière. Le déjeûner qui nous fut offert se composait de lait et de tous les autres produits qu'on en retire. Madame de Fosseuil avait mis tous ses soins à préparer elle-même la crême, le beurre, les fromages et les gâteaux qu'on nous servit. Autant son mari aimait tout ce qui avait rapport à la culture, autant madame de Fosseuil se plaisait dans tous les détails qui ne regardent que la fermière. Bien qu'elle eût sous ses ordres plusieurs servantes adroites et intelligentes, par goût elle faisait beaucoup de choses. Après le déjeûner, on alla se promener dans un parc qui avoisinait la ferme.

— Eh bien! me dit M. Sophon, il me semble avoir remarqué que vous avez fait honneur au déjeûner que nous a présenté ma fille.

—C'est vrai, Monsieur, j'ai trouvé les gâteaux, les fromages exquis, le lait et les différentes crêmes d'un goût et d'un parfum délicienx.

—Vous voyez quels excellents produits les vaches peuvent nous donner pour garnir nos tables, et quel assaisonnement agréable une main habile sait leur donner, sans qu'ils puissent porter atteinte à notre santé. A côté d'une crême légèrement aromatisée avec le café, la fleur d'oranger ou la vanille, vous avez vu la crême sans aucun apprêt. A côté d'un fromage frais, s'en trouvait un autre plus avancé, plus affiné; mais pas encore au point d'exhaler cette odeur forte et puante que recherchent certains goûts blasés. Pour arroser ce délicat et frugal déjeûner, ma fille, fidèle à mes principes, ne pouvait nous donner d'autre boisson que l'eau et le lait. Alimentés par des substances si douces, comment ne pas faire de parfaites digestions? Si, suivant l'usage habituel, nous eussions bu du vin ou toute autre boisson fermentée, n'aurions-nous pas gâté ce petit festin? mon bon sens, au moins, me le dit.

— Je vous avouerai que je n'ai bu nulle part de meilleur lait que celui qu'on nous a servi. Quel moyen emploie-t-on pour lui donner cette qualité supérieure?

— Si vous voulez obtenir de bon laitage, soignez avec intelligence la vache, la chèvre ou la brebis qui vous le fournit. Il sera d'autant meilleur que la bête de laquelle vous le tirerez jouira d'une excellente santé. Pour arriver à ce résultat, faites que l'animal trouve dans la servitude tout ce qu'il pourrait trouver dans son état de liberté. Que l'air et la lumière pénètrent largement dans l'étable que vous lui destinez. Si vous l'enfermez dans un bouge étroit, sans air et sans lumière, la santé de votre bête se détériorera comme celle d'un homme que l'on condamne à vivre dans un cachot. Il faut en outre qu'elle sorte souvent : la marche, le grand air la fortifient et surtout la désennuient. Plus ses aliments seront choisis, plus son lait sera abondant et de bonne qualité. Les herbes sucrées et légèrement aromatiques sont celles qu'elle recherche et qui lui conviennent le mieux. Beaucoup de gens nourrissent leurs vaches avec des herbes cueillies dans des aunaies, croissant sur des terrains bourbeux à l'abri de la douce influence du soleil. Ces herbes sont sures et par conséquent de mauvaise qualité. Autant un lait onctueux, parfumé est doux et nourrissant, autant un lait mal formé est séreux, indigeste et affaiblissant. Pour n'être jamais trompé sur ce produit important, nous n'employons jamais que le lait provenant de cette ferme.

Quand nous fûmes rentrés, je visitai ce bel établissememt. Je n'avais jamais vu d'exploitation conduite avec plus d'ordre et d'intelligence. La cour de cette ferme était grande, spacieuse ; elle était creusée en pente de la circonférence au centre, et toutes les eaux ménagères, toutes les urines des chevaux, des vaches, etc., etc., étaient conduites sous le fumier et en achevaient la décomposition. Un trottoir, toujours balayé avec soin, permettait d'aller d'un bâtiment à l'autre sans salir sa chaussure. Les chevaux, les vaches, les moutons, spacieusement logés et tenus avec propreté, étaient rarement malades.

— Nous ne sommes point affligés,

me dit M. de Fosseuil, par ces épidémies qui désolent tant d'autres cultivateurs. Mes chevaux, conduits par des charretiers zélés, humains et qui ont horreur de la brutalité, ne sont point exposés à être surmenés, ni à recevoir de mauvais coups. Mes moutons, sous la garde d'un berger prudent, ne vont point s'aventurer dans des pâturages perfides ; attentif à leurs besoins, il sait les faire manger et boire, les faire marcher ou reposer. Les vaches, soignées par des filles propres, nous approvisionnent abondamment de laitage, et tous ces animaux nourris avec soin et intelligence ont toujours la santé que vous leur voyez.

— D'où viennent les hommes que vous employez, et comment parvenez-vous à leur communiquer cette activité, cette douceur de caractère et ce vif intérêt pour tout ce qui vous regarde?

— Presque tous les hommes qui

sont à mon service viennent de Varennes et ceux-là je n'ai pas besoin de les former ; ils apportent les bonnes habitudes au milieu desquelles ils ont été élevés. Ceux qui viennent des autres pays, instruits par le bon exemple, comprennent bien vite la marche qu'ils ont à suivre. Ce qui m'attache surtout mes domestiques, c'est que je me conduis avec eux comme un homme doit le faire avec ses semblables. Bien qu'il y ait entre eux et moi une grande différence sous le rapport de l'instruction et de la fortune, j'aurais honte de le leur faire sentir. Je ne sais point leur parler avec jactance et grossièreté. Bien qu'ils soient sous ma dépendance immédiate, ils doivent à peine s'en apercevoir, tant je m'étudie à leur faire comprendre qu'ils sont aussi libres que je puis l'être, qu'il n'y a entre nous qu'un échange de travail et d'argent. Je ne leur parle et ne leur commande qu'avec politesse, comme à mes égaux sinon sous le rapport de la fortune, au moins sous le rapport des sentiments. Si je traite avec une bonté paternelle l'ouvrier qui se conduit bien, j'use de sévérité contre celui qui remplit mal son devoir. Un charretier que je surprendrais brutalisant mes chevaux sans motif, sortirait de chez moi ; je hais les méchants. Chaque année, après un souper plus splendide que de coutume, je distribue à mes domestiques quelques primes d'encouragement. Je donne à l'un une blouse, à l'autre un pantalon, tout en les remerciant des bons services qu'ils m'ont rendus, et en les engageant, par de douces et bienveillantes paroles, à me les continuer. Par ces faibles dons j'entretiens leur zèle et je flatte leur amour-propre. Grâce à ces moyens, je suis servi avec zèle, avec intelligence et avec amour par tous ceux qui m'entourent.

Comme M. de Fosseuil finissait de parler, une petite cloche se fit entendre et appelait les domestiques au deuxième repas. Etant bien aise d'y assister, on m'y conduisit. Je trouvai servis sur la table, de la soupe, du porc, du fromage et pour boisson des carafes remplies d'un tiers de vin et de deux tiers d'eau.

— Cette nourriture si frugale pour des hommes qui se livrent à de rudes travaux vous étonne sans doute, me dit M. de Fosseuil? Permettez que je vous donne quelques explications et votre étonnement ne sera pas de longue durée. Tous les matins, vers sept heures en hiver et plus tôt en été, commence le premier repas qui se compose de soupe grasse ou maigre, de viande bouillie ou rôtie dont chacun mange suivant son appétit. A midi, encore de la soupe suivie de légumes et de fromage ou d'autre dessert suivant les goûts. Au souper, c'est ou de la viande, ou des légumes, ou du poisson, ou d'autres mets que l'on a soin de varier chaque jour. La nourriture, comme vous le voyez, est on ne peut plus simple et plus frugale ; mais l'essentiel est qu'elle soit succulente, abondante et préparée avec soin ; puis, pour leur donner l'exemple de la frugalité, nous mangeons souvent avec eux.

— Comment avez-vous pu habituer vos domestiques à se passer de vin considéré généralement comme indispensable à celui qui travaille?

— Les Varennois, accoutumés à boire de l'eau, ont fait voir à ceux qui regardaient le vin comme nécessaire pour soutenir un fort travail qu'ils étaient dans l'erreur et qu'une bonne et abondante nourriture les soutenait plus solidement et plus longtemps. Quand nous leur donnons du vin, c'est plutôt comme remède que comme boisson et vous pouvez remarquer que leur constitution ne souffre point de cette espèce de privation.

— En effet, j'admirais l'excellente santé de tous les hommes que je voyais devant moi ; et par leur gaîté, leur enjouement, on devinait bientôt qu'ils étaient heureux sous la surveillance d'un tel maître.

Pénétré des immenses avantages d'une vie sobre et frugale, la seule qu'admette l'hygiène, la seule qui puisse maintenir notre santé dans un état continuel de force et de vigueur, M. de Fosseuil veut que ses domestiques jouissent des bienfaits d'une telle vie, et par son exemple et ses conseils, il est parvenu à leur donner des habitudes d'hygiène et de moralité. Ainsi, me disais-je, cet excellent homme éclairé par les conseils de son digne beau-père, a pris son oisiveté en dégoût. Quoique issu d'une famille noble à plus d'un titre, il ne rougit pas de se mettre en rapport avec ses ouvriers, et de manger avec eux et de descendre à leur niveau pour mieux leur parler le langage de la douceur, de la sobriété et de la moralité. Ah! si tous les maîtres qu'un peu d'argent, souvent mal acquis, élève au-dessus des autres savaient user de leur autorité, quel bien ne feraient-ils pas! quel changement heureux s'introduirait dans les masses par leur canal! Mais que vois-je? le chef de maison bouffi d'un sot orgueil, peut-il enseigner la politesse, la douceur, quand il est lui-même plus butor que le dernier de ses valets? Peut-il faire l'éloge de la tempérance, quand les gens qu'il emploie et qu'il semble considérer comme d'une autre espèce que la sienne n'ont que de mauvais pain et d'indigestes ragoûts à manger, pendant qu'il se fait servir sous leurs yeux une table plus délicatement garnie ? Osera-t-il leur parler de probité, quand tous les jours devant eux il se targue de son indélicatesse et de ses manques de bonne foi? Enfin osera-t-il réprimander un débauché, quand lui-même travaille par tous les moyens possibles à la séduction des jeunes servantes qui sont à son service? Vous vous plaignez de n'être plus servis comme on l'était autrefois, vous dites qu'il n'y a plus chez les domestiques la même probité, ni le même dévouement. Leur conduite n'est qu'une conséquence de la vôtre, car vous n'êtes pas ce qu'étaient vos aïeux. Quoique réduit à vendre son travail pour vivre, l'ouvrier est-il moins homme pour cela?

Sa santé, que vous compromettez par une alimention grossière, n'est-elle pas aux yeux de la société aussi précieuse que la vôtre? En froissant par votre ridicule insolence le peu de générosité ou de délicatesse dont ces gens peuvent encore être capables, espérez-vous faire naître en eux cette amitié, ce dévouement que vous demandez? Non certes! Soyez bon maître, et vous courrez les chances d'avoir de bons serviteurs. Ils ne sont pas tellement pervertis qu'on ne puisse les ramener à toutes les vertus sociales qui procurent la santé et le bonheur.

L'expérience avait déjà convaincu les ouvriers de M. de Fosseuil qu'une vie frugale et honnête leur était plus salutaire et plus profitable qu'une vie déréglée; et ils y étaient tellement habitués que l'on aurait eu peut-être autant de peine à leur faire quitter cette bonne voie qu'on en avait eu à la leur faire prendre.

Comme nous regagnions le château de Tachainville, je dis à M. Sophon :

— Je crois qu'il serait difficile de trouver un homme plus heureux que l'est M. de Fosseuil ; c'est un roi bien-aimé, gouvernant des sujets pleins de reconnaissance.

— Sa position est en effet digne d'envie ; mais il la mérite, car ce n'est pas sans efforts qu'il se l'est créée. Lorsqu'il épousa ma fille, ce jeune homme fort bon et d'un excellent caractère ne savait point s'occuper. Le voyant continuellement désœuvré, auprès de mon enfant qui avait des habitudes de travail, je sondai ses goûts. Voyant que la culture lui plaisait, je lui proposais cette honorable industrie, dans le but de le distraire. Par des études théoriques et pratiques sur l'agriculture, il est arrivé à être un des plus habiles dans cette profession. Membre du conseil-général, il serait même député, s'il eût voulu se charger de cette importante mission ; mais il ne veut l'accepter que lorsqu'il aura plus d'âge et plus de connaissances spéciales sur tout ce qui peut contribuer au bonheur de ses semblables. A la tête de son exploitation, mon fils est tellement heureux qu'il ne voudrait pour beaucoup changer sa position. Il sent lui-même que cet exercice, cette occupation de tous les jours lui est favorable, et sa santé autrefois faible et se dérangeant pour la moindre cause est aujourd'hui dans un excellent état.

CHAPITRE VI.

Le lendemain de cette agréable promenade, le temps était devenu tout-à-coup brumeux, notre rendez-vous accoutumé ne fut pas possible. J'allai joindre dans son cabinet M. Sophon que je trouvai travaillant.

— Il faut que l'exercice soit nécessaire pour l'entretien de la santé, car je ne vous vois pas un seul instant inactif, lui dis-je, en l'abordant.

— L'exercice, mon ami, est tellement indispensable que sans lui, je crois toute bonne santé impossible. Quelque sobre et bien entendu que puisse être votre régime, s'il n'est pas secondé par un travail quelconque, ne vous attendez pas à toujours vous bien porter. Si la nature vous a donné des bras et des jambes, c'est pour vous en servir : les laisser dans l'inaction, c'est agir contrairement à ses vues. Si nous savions tirer parti des puissances musculaires que cette bonne mère a si habilement combinées en nous, nous serions peut-être de tous les animaux, les plus forts, les plus souples et les plus légers, comme les plus intelligents. Autant l'exercice, le travail stimulent et fortifient notre corps, autant l'oisiveté l'engourdit et l'affaiblit. Comparez la force, la vigueur de l'homme qui travaille avec celle du citadin qui passe une vie molle et efféminée sur des siéges moelleux. L'un est l'homme fort et vrai de la nature, l'autre n'est, en vérité, passez-moi l'expression, que sa caricature. Quelle richesse de vie chez le premier! Quelle pâleur maladive chez le second! Non-seulement le travail en endurcissant le corps le rend moins impressionnable aux intempéries des saisons et par conséquent le met à l'abri d'une foule d'indispositions dont les vicissitudes atmosphériques sont la cause, mais il contribue encore au développement de ses formes et à en faire ressortir toute la beauté. Pendant que le corps se perfectionne pour ainsi dire sous l'influence d'un exercice habilement dirigé, les organes intérieurs n'en fonctionnent que mieux. La circulation des vaisseaux capillaires et les différentes secrétions deviennent plus actives ; mais les organes qui s'en trouvent le plus favorisés sont certainement les organes digestifs. L'homme faisant à chaque instant des pertes de toute nature éprouve aussi à toute heure le besoin de les réparer, et notre vie, sous le rapport animal, n'est en quelque sorte qu'une perte et qu'une réparation continuelles. L'homme qui travaille beaucoup et dont la nourriture est insuffisante ou malsaine, épuise, amaigrit sa constitution et tombe dans la souffrance. L'homme au contraire qui se nourrit abondamment et qui reste oisif, surcharge son corps de nutrition et tombe dans un excès d'embonpoint aussi déplorable que la souffrance même. Pour l'entretien parfait de votre santé, il faut donc qu'il y ait équilibre entre les pertes et les réparations. Quoiqu'ayant toujours joui de toutes les aisances que donne la fortune, j'ai constamment mené une vie active, laborieuse, et bien que je sois octogénaire, je travaille tous les jours; car si je passais mon temps dans l'inaction mes organes s'engourdiraient et je n'aurais plus cette vigueur, cette belle santé que je suis si heureux de posséder. Il est des hommes qui, après avoir travaillé jusqu'à un certain âge, se plongent tout-à-coup dans l'oisiveté la plus complète, et pleins de mépris pour le travail, ne s'occupent plus qu'à manger, à boire et à dormir. Ah! mon ami, quelle que soit votre position sociale, quelle que soit la longueur de votre carrière, ayez toujours l'oisiveté en horreur comme une source de vices et de maux! Estimez le travail, il protége la santé, il étouffe les passions et fait germer les vertus. Au travail corporel, joignez, si vous le pouvez, le travail intellectuel ; c'est l'échelle avec laquelle l'homme s'élève vers Dieu, cette intelligence sans borne et sans limite. Le travail intellectuel, c'est la chose qui ennoblit, qui perfectionne l'homme. Tous les matins je nourris mon esprit de lectures agréables et instructives. Le jour, quand je n'ai pas de promenades, de courses à faire, je cultive mon jardin ou je fais de la menuiserie. Je tiens tous les jours mon corps en activité et quand viendra le temps où ma machine usée ne fonctionnera plus qu'avec peine, alors je me reposerai ; mais quand viendra l'heure d'un repos absolu, l'heure de ma mort ne sera pas éloignée. »

Combien étaient vraies les paroles de ce bon vieillard ! Oui, sans exercice, sans travail, il n'est pas de santé possible. L'oisiveté ronge la santé aussi sûrement que les excès. Si ma guérison s'était opérée si promptement, les exercices variés que je prenais chaque jour n'y avaient pas peu contribué. Que de constitutions délicates, toujours souffrantes, guériraient, si, au lieu de se condamner à cette inaction mortelle, elles se livraient en plein air sous l'influence d'un soleil bienfaisant à un agréable exercice ! Comme ce teint pâle, fatigué, reprendrait vite sa fraîcheur! comme ce corps, ces membres indolents, amaigris reprendraient leur vivacité et ce degré d'embonpoint qui donne aux formes humaines ces contours si gracieux! comme cette poitrine étroite, rentrée qui n'a que des saillies osseuses pour appas, se développerait et s'embellirait! Aimable dame, vous souffrez et vous ne faites rien pour vous soulager! Vous demandez sans cesse à une médecine impuissante des secours qu'elle ne peut vous donner. Votre docteur devrait suspendre ses prescriptions ridicules qui vous rendent esclave. Il ne fait qu'augmenter vos malaises et vos inquiétudes par ses vains efforts à vous guérir d'un mal qui n'est peut-être que dans votre imagination. Comment se fait-il que tenant tant à la vie, vous fassiez si peu de chose pour la conserver? Cessez de vous abreuver de ce fort café qui vous brûle le sang et travaille vos nerfs déjà trop surexcités. Déshabituez-vous de ce thé dont vous usez à chaque instant pour aider, dites-vous, une digestion paresseuse. Ne mangez plus de ces mets apprêtés avec tant d'art et de perfidie dont le mélange vous fatigue et vous nourrit mal. Au lieu de passer votre temps sur un moelleux canapé, n'osant marcher parce que vos jambes sont faibles et qu'il vous semble qu'au moindre mouvement votre cœur palpite, sortez de votre chambre, allez respirer au milieu de votre parc cet air pur et embaumé et ne craignez point d'exposer votre visage à l'influence de ce beau soleil qui féconde et vivifie tout. Devez-vous, parce que vous êtes riche, souffrir plus souvent que le pauvre, vous qui devriez au contraire ne jamais ressentir le plus petit mal, puisque votre fortune vous met à l'abri d'une foule de privations ? Remplacez ces mets chauds et brûlants par une nourriture substantielle et frugale. Marchez, remuez-vous, et ces mille petites douleurs nerveuses, rhumatismales, etc., disparaîtront ; vos belles formes, détruites par cet état de souffrance habituelle, renaîtront, et cette pâleur qui m'afflige, se colorera du vermillon de la santé.

CHAPITRE VII.

Le fils aîné de M. Sophon était, je l'ai déjà dit, passionné pour l'étude de la botanique. Comme il faisait de fréquentes excursions dans les environs, je l'accompagnais souvent dans ses herborisations. Un jour, par une belle journée du mois de mai, alors que la végétation printanière est dans toute sa beauté, nous nous mîmes en route. Devant faire plusieurs lieues, nous déjeûnâmes plus copieusement que de coutume. Après avoir parcouru des bois, des plaines, des coteaux, un peu fatigués, nous nous étendîmes au soleil sur un tapis de mousse.

—Comme la nature est belle, dis-je à Alexandre, quel bienfaisant soleil !

comme ses rayons semblent se complaire à dorer tous les feuillages qui nous entourent ! que l'air que nous respirons est tiède, suave et parfumé ! quel bien-être il vous fait éprouver !

— Si l'homme savait s'emparer, me répondit Alexandre, de toutes les jouissances que Dieu a jetées autour de lui avec tant de profusion, la sérénité de son âme ne serait jamais troublée par les idées de tristesse ou de mélancolie qu'engendrent le désœuvrement et l'ennui. Celui qui est poussé par le besoin trouve dans son travail obligé de continuelles distractions, et si les heures passent vite pour celui qui sait les employer, en revanche elles s'écoulent avec une effrayante lenteur aux yeux de celui qui reste inactif. Je remercie tous les jours mon respectable grand-père d'avoir su m'inspirer de bonne heure le goût de l'histoire naturelle. Enfant, je courais à la recherche des papillons, et ce qui ne fut d'abord qu'un motif de promenades, de courses dans les champs, devint peu à peu pour moi un sujet d'études sérieuses. Quand j'eus quelques notions sur l'entomologie, j'en voulus avoir sur la botanique et tous les jours je trouve dans l'examen des produits de la nature une source intarissable de joie et de bonheur. Cette science aimable anime tout sous mes pas; si je m'égare un instant dans la plaine, à la vue de toutes ces plantes si variées, épanouissant à l'envi leur corolle, imprégnant l'air de la suavité de leur parfum, je me sens saisi d'une de ces joies pures, délicieuses, enivrantes jusqu'aux larmes; d'une de ces joies enfin que toute créature intelligente éprouve en contemplant les merveilles de la création.

— Heureux jeune homme, me

disais-je, au milieu des bois, des champs, il sait trouver des plaisirs plus vifs, plus durables que ceux qu'il rencontrerait dans les villes, et ceux-là, loin de nuire à sa santé, ne font que la fortifier.

Le lendemain, selon mon habitude, j'allai rejoindre M. Sophon, qui déjà se promenait et contemplait les beautés du soleil levant.

— Comme l'air est vif et frais, lui dis-je en le saluant; quelle sensation de bien-être on éprouve en le respirant!

— La pureté de l'atmosphère, me dit M. Sophon, jointe à une alimentation saine, à un exercice modéré, à une habitation salubre, voilà, je crois, les quatre choses de nécessité indispensable pour le bien de notre santé. C'est l'air surtout qui entretient en nous cette chaleur vitale, ce feu sacré que le génie de l'homme n'a pu encore saisir, et ce fluide, soutien puissant de tout ce qui vit, nous est d'autant plus salutaire qu'il est dégagé de toute émanation putride. Je vais, mon ami, vous en donner un exemple frappant. Voyez quel changement subit s'opère dans la santé de ces vigoureux Savoyards, lorsque, quittant leurs montagnes, ils viennent s'enfermer dans les quartiers fangeux et étroits de la grande ville de Paris. A peine y sont-ils installés, qu'ils sont attaqués par des fièvres putrides auxquelles ils succombent presque toujours, ou s'ils ne sont pas victimes de ces maladies, vous voyez bientôt leur robusticité primitive dépérir et faire place à la langueur signe précurseur de lésions qui s'organisent. Au lieu de soumettre ces malheureux à un traitement médical, il faudrait qu'il fût possible de les ramener avec la rapidité de l'éclair dans leur pays natal et le bon air qu'ils y retrouveraient serait pour eux, je crois, le remède le plus puissant. Comme les différentes positions de notre vie sont indépendantes de notre volonté, si quelque jour des circonstances imprévues vous forcent d'habiter une grande ville, choisissez alors un quartier où l'air et le soleil pénètrent largement. Si plus tard vous prenez une compagne et que vous vouliez lui conserver la santé, gardez-vous de lui laisser suivre l'exemple pernicieux de ces dames qui passent leur vie dans un salon, appréhendant d'exposer leur visage au contact de ce fluide bienfaisant, et qui ne font jamais un pas au dehors sans avoir la figure soigneusement enveloppée d'un voile. Que résulte-t-il de cette habitude ridicule? C'est que leur peau blanche privée de cet excitant naturel s'étiole, s'amollit et chez elles toute trace de fraîcheur disparaît par leur faute. Elles aiment mieux demander à l'industrie ce teint rosé qu'elles envient et que la nature est toute disposée à leur prodiguer. Vous voyez, mon ami, dans la belle fraîcheur de mes petites-filles les excellents résultats des conseils que j'ai pu leur donner à ce sujet. Tous les jours, lorsque le temps le permet, elles font une longue promenade soit dans le parc, soit en dehors de ma propriété. Si elles portent des voiles, c'est plutôt comme un objet de luxe ou de toilette, car elles ne les abaissent sur leur visage que pour garantir leurs yeux de la poussière soulevée par le vent. Habituées de bonne heure au contact d'un air chaud, froid ou humide, leur santé ne souffre jamais des variations de la température. Leur peau fine et blanche est légèrement colorée par cette teinte vermeille signe caractéristique d'une bonne santé, et madame Sophon, mon épouse, malgré son grand âge, jouit presque de la vigueur de l'âge viril.

Pourquoi, me dis-je, ces femmes de noble race, la plupart si riches, si spirituelles n'ont-elles pas toujours cette brillante santé? Que leur manque-t-il pour l'obtenir? Qui les empêche de se nourrir de ces aliments si naturels, de se livrer à un salutaire exercice et d'aller respirer à pleine poitrine l'air vivifiant des bois ou des champs? Quand donc foulant aux pieds d'absurdes préjugés, vivront-elles de cette vie simple qui développe les beautés du corps, conserve la santé et prolonge l'existence?

CHAPITRE VIII.

Chaque année, vers le mois de juin, M. Sophon admettait à sa table les membres du conseil municipal de Varennes, et quelques amis voisins. J'étais curieux de voir comment ce digne vieillard comprenait un festin et comment il pourrait allier ces petits détails de cuisine que nécessite un dîner d'apparat avec cette sévérité de régime qui lui était habituelle et dont il ne cessait de faire les éloges. Par ce repas auquel j'assistai, je vis qu'il était possible de se livrer de temps à autre à quelques petits excès de table sans troubler l'harmonie de nos organes. Comme ma santé était entièrement rétablie et que mes fonctions digestives se faisaient bien, je me comportai dans cette occasion en loyal convive. Je n'eus point en sortant de table ces rapports désagréables, ni cette sorte d'engourdissement et de pesanteur signe ordinaire d'une digestion laborieuse; mais j'éprouvai au contraire un sentiment de bien-être qui doublait mes forces physiques et intellectuelles. Le soir mon sommeil se fit un peu attendre; j'attribuai ce retard à l'usage inaccoutumé de quelques excitants que j'avais pris; mais cette insomnie me fut plutôt agréable que pénible; car mon imagination surexcitée, après avoir élevé mille châteaux en Espagne, se calma peu à peu et je reposai tranquillement. Le lendemain, je me levai sans éprouver cette lassitude générale, ces rapports nidoreux, ce dégoût que je ressentais autrefois quand j'assistais à quelques dîners où se trouvaient les mélanges perfides dont M. Sophon m'avait fait entrevoir le danger. Moins matineux que de coutume, j'allai trouver mon respectable amphytrion qui me prenant la main, me demanda si j'avais bien dormi.

— Parfaitement, lui répondis-je, et je ne doute pas que votre sommeil ait été aussi paisible que le mien.

— Bien que j'aie fait hier un petit extra, ma santé pour cela n'a point souffert et il a dû en être ainsi pour celle de tous les autres convives. Je serais vivement contrarié, je l'avoue, si les personnes que j'invite à ma table se retiraient indisposées par suite des mauvais aliments qu'elles y auraient mangés; je me considérerais comme un hôte dangereux. Quoique le dîner d'hier ait été plus copieusement servi que de coutume, vous avez vu, mon ami, que je suis resté fidèle à mes principes. A côté de viandes saines, de légumes choisis, vous n'avez point vu sur ma table de ces ragoûts particuliers qui sont autant d'objets apprêtés par l'art pour renouveler les sensations du convive, mais dont le mélange ne manque jamais de fatiguer l'estomac. Ma cuisinière, sortie d'une autre école, s'est attachée à nous présenter les viandes avec tout leur jus et toute leur saveur. Les rôtis entremêlés de légumes féculents exhalaient cet arôme qui réjouit l'odorat. Au dessert, je n'ai mis à votre disposition que des fruits secs et des petits gâteaux faits d'une pâte friable et très-digestive. Un tel dîner ne laisse jamais de traces fâcheuses, car confondez tous ces mets les uns avec les autres, et vous aurez un mélange qui réunira le goût de chacun en particulier, mais qui n'en sera pas moins agréable et moins sain. L'estomac élaborant toutes ces viandes qui portent en elles leur principe excitant naturel, il en résulte un chyle doux, tonique et qui a toutes les conditions voulues pour porter l'excitation et la force aux autres organes. Mon ami, j'aime les plaisirs de la table, mais seulement quand je sais qu'ils ne sont nullement préjudiciables à ma santé. Je prends plaisir à savourer une viande exquise, à déguster un bon vin, mais tout cela avec modération. Dans un festin, je m'éloigne un peu de mes habitudes de sobriété, mais jamais au point de m'oublier. J'aime la table, parce que c'est autour d'elle qu'on rassemble ceux qu'on affectionne; c'est autour d'elle que se font ces épanchements d'une franche amitié et qu'ont lieu ces conversations vives et gaies qui vous attachent à la vie et qui vous rendent heureux un instant. Je ne partage point la manière de vivre de ces hommes qui ne voient dans un dîner que leur assiette et le nombre des plats ; pour qui l'action de manger est un véritable travail, et qui ne sont impressionnés que par la quantité des mets qu'on leur sert. En eux vous n'avez point de convive, mais des gourmands qui viennent chez vous se mettre un moment à l'engrais. Au lieu de cette eau dont je me plaisais il y a quelques jours à vous préconiser les avantages, nous avons vidé quelques bouteilles de vin. Cette liqueur généreuse bue avec modération et à de rares intervalles est parfois, mon ami, très-salutaire en stimulant le jeu de nos organes. Si les effets du bon vin ne sont point à dédaigner, il n'en est pas de même de celui qui est de mauvaise qualité. Vous savez comme moi, avec quelle adresse perfide on est parvenu à l'aide de substances chimiques à falsifier cette boisson. Prenez donc garde d'être trompé et de verser à un ami qui se confie à vous un liquide dangereux, au lieu d'un liquide salutaire. Nous avons à notre disposition une grande variété de vins, les uns rouges, les autres blancs plus alcoolisés ou plus sucrés les uns que les autres. Quel est celui qu'on doit préférer? C'est une question à laquelle il m'est difficile de répondre; car tout cela dépend un peu du goût de chacun. L'un choisira un petit vin paillet, l'autre un vin de Bourgogne. Celui-ci donnera sa préférence à un crû de Bordeaux, celui-là à une variété du midi. Quoi qu'il en soit, un vin est d'autant meilleur, plus léger, plus tonique qu'il est plus vieux. Le vin nouveau quoiqu'il soit de bonne qualité est dur et d'une digestion moins facile. Pour être potable, il doit au moins avoir deux ans. En vieillissant, le vin perd de son alcool, et acquiert des qualités supérieures. Le bouquet qu'il renferme domine et par cela même le vin est beaucoup plus agréable au goût.

— Quelles sont les viandes, lui dis-je, que vous considérez comme les plus convenables pour notre santé ?

— Mon ami, la viande de presque tous les animaux peut être mangée par l'homme sans inconvénient, mais ses recherches gastronomiques lui ont fait préférer tel animal à cause de la tendreté de sa chair, de sa saveur agréable ; celui-là n'a souvent d'autre mérite à ses yeux que par sa rareté. Mais, en général, les viandes les meilleures, les plus nourrissantes sont celles des animaux faits, c'est-à-dire qui sont arrivées au degré convenable de maturité. Ainsi celle du veau est moins tonique que celle du bœuf ; celle du jeune agneau moins succulente que la chair du mouton. Ces viandes n'ayant pas encore eu le temps de se charger d'osmazôme qui est le principe aromatique et tonique de la chair des animaux, sont plus molles, plus gélatineuses et par cela même, moins nourrissantes. En général aussi la viande des animaux est d'autant meilleure qu'ils ont vécu en liberté et qu'ils ont pu prendre en abondance une nourriture qui leur convenait. Un poulet engraissé avec force ne vaut pas le poulet abandonné à lui-même dans la cour du cultivateur ; l'un constitue un mets délicat, l'autre au contraire fournit un aliment indigeste, huileux et sans saveur. Les viandes dont nous faisons le plus fréquemment usage, sont celles du bœuf, du mouton, du cochon, du veau, du chevreuil, du lièvre et du lapin ; mais il en est beaucoup d'autres encore qui sont dédaignées par les uns et goûtées par les autres, telles que celles du renard, de la fouine, du chat, du loutre, du hérisson, de l'écureuil, du cheval qui sont tout aussi saines et aussi nourrissantes que celles dont nous faisons un usage journalier, mais que certains préjugés tiennent éloignées de nos tables. Vous voyez que le nombre des bêtes qui sert à notre nourriture est très-grand et que l'homme peut chaque jour en varier l'espèce.

— Mais serait-il prudent pour la santé de se nourrir exclusivement de viandes?

— L'expérience en a démontré le danger; la chair des animaux adultes surtout fournit une alimentation éminemment nutritive; les principes qui entrent dans sa composition s'assimilent parfaitement à notre organisation, et leur digestion très-facile procure aux vaisseaux chylifères une quantité notable de sucs réparateurs. Cette nourriture essentiellement tonique, rend le sang plus riche, porte l'excitation dans tous les organes et développe en nous beaucoup de chaleur. Il est donc nécessaire de modérer ce régime par un autre qui soit plus doux, si l'on ne veut point surcharger son corps d'une graisse inutile, ou devenir victime d'une foule d'inflammations provoquées par cette alimentation trop substantielle. Les végétaux et le poisson nous procurent cette douce nourriture qui peut contrebalancer le mauvais effet d'une nourriture trop forte. Je ne m'arrêterai point, mon ami, à vous faire l'histoire de tous les végétaux potagers et de tous les poissons dont le nombre est infini. Si tel légume ou tel poisson considéré comme indigeste par un individu l'était unanimement par tous, je me ferais un devoir de vous indiquer ceux qu'il faut choisir ou rejeter; pourtant, quant aux poissons, je dois vous dire que la chair trop huileuse de quelques-uns d'entre eux, comme celle de l'anguille, est indigeste, qu'elle fatigue beaucoup l'estomac et qu'on ne peut la manger sans inconvénient, qu'autant qu'elle a été purgée par un mode particulier de cuisson de l'huile dont elle imprégnée. Les œufs de quelques autres poissons, tels que le barbeau, le brochet, doivent être rejetés comme dangereux. La moule dans certaines saisons agit sur nous à la manière des poisons, et les accidents graves qu'elle détermine parfois doivent nous rendre prudents sur l'usage de ce mollusque.

— Vous blâmez, et avec raison sans doute, les diverses préparations que l'on fait subir aux mets avant de les servir sur nos tables. Quel assaisonnement jugez-vous convenable d'employer pour qu'ils nous soient profitables ?

L'assaisonnement le plus sain est celui qui est le plus simple et le moins étudié. Les viandes doivent toujours être mangées, je vous le répète, bouillies, rôties ou cuites dans leur jus. Si vous voulez donner aux viandes, ou aux légumes, ou au poisson d'autres assaisonnements, veillez toujours à ce que le beurre qui doit y entrer soit bien frais. Proscrivez de votre cuisine toutes ces sauces noires, encrassantes, toute sauce au beurre roussi, toute friture, tout ragoût où entrent des mélanges sans fin, qui pourront flatter votre goût, mais qui nuiront infailliblement à votre estomac. Que vos mets soient arrangés avec perfection, mais sans recherche. Malheur à vous, mon ami, si ce sont eux qui doivent provoquer votre appétit ; car alors vous ne mangez plus par besoin, mais par sensualité, et quand l'organisation en est arrivée à cette sorte d'engourdissement, la souffrance n'est pas éloignée. Menez une vie active et frugale, rarement la maladie viendra vous surprendre.

Comme la matinée ce jour-là était belle et chaude, on alla déjeûner dans le parc. M. Sophon avait fait construire, sur le versant du côteau, au milieu d'un massif d'arbustes, une élégante chaumière où dans les beaux jours de l'été la famille se donnait souvent rendez-vous pour quelques collations. Les fraises, les cerises, les groseilles, les framboises qui commençaient à mûrir, firent les frais de ce festin champêtre. Ce repas léger et rafraîchissant convenait parfaitement le lendemain d'un dîner de cérémonie et pouvait pallier les effets de l'échauffement qu'il avait pu occasionner. Contre l'habitude, ayant remarqué que le pain qu'on y mangea était presque tendre, je demandai à M. Sophon si c'était ainsi qu'il devait être pour bien s'allier avec les fruits.

— Le pain trop frais, me répondit-il, n'est pas plus sain servi avec des fruits qu'avec toute autre chose ; mais par cela seul que nous en mangeons rarement, il devient une espèce de régal pour mes enfants. Le pain rassis se broyant plus facilement doit toujours être préféré. Le pain tendre au contraire se pelotonne, s'imbibe mal de salive et, attaqué difficilement par les sucs gastriques, il est pesant et occasionne quelquefois des indigestions. Le pain doit être mangé au plus tôt le lendemain de sa cuisson. Comme il est l'aliment dont on use le plus souvent et le plus abondamment, il est d'une grande importance qu'il soit d'une bonne qualité et que toutes les précautions soient prises pour que tout ce qui sert à sa manutention ne tourne point à notre préjudice. Le blé est de tous les grains celui qui fournit la plus belle farine, par conséquent le meilleur pain. L'orge, l'avoine, le seigle, le sarrazin, le maïs broyés séparément ou mêlés au blé donnent aussi de la farine ; mais comme elle est moins blanche et moins glutineuse, il en résulte un pain plus noir, plus lourd et moins nourrissant. La substance que l'on doit éviter de mêler avec ces différentes sortes de céréales, c'est l'ergot, production résultant d'une maladie qui affecte spécialement le seigle. Prise en certaine quantité, cette végétation amène une maladie grave qu'on a désignée sous le nom d'ergotisme.

— Tous les fruits que nous avons mangés, dis-je à M. Sophon, peuvent-ils être considérés comme sains ?

— Tous les fruits, mon ami, le sont

généralement : ils nous procurent une agréable alimentation ; mais ils sont d'autant meilleurs qu'ils sont très-mûrs, parenchymateux et sucrés.

— Quelques personnes considèrent les fraises, le melon et plusieurs autres végétaux comme des substances dont l'usage peut occasionner quelques indispositions?

— Je le crois, mais je dois vous dire dans quelles circonstances : si vous mangez ces fruits après un dîner copieux, comme on a la mauvaise habitude de le faire, je ne vous réponds pas des effets indigestes qu'ils pourront amener ; car vous faites un mélange de choses qui se contrarient ; mais si vous les mangez, comme nous venons de le faire, rarement vous en serez incommodé. On dit que ces fruits indisposent, parce qu'ils sont froids ou aqueux ; je ne comprends pas ces mots-là. Ils indisposent parce qu'ils recèlent une sorte de parfum qui a certainement pour effet de contrarier les forces de l'estomac. Aspirez quelque temps l'odeur qui s'échappe des fraises ou de la chair du melon et vous vous apercevrez bien vite que cette odeur a quelque chose d'enivrant, d'asphyxiant. Ce n'est donc point à leur prétendue froideur ou aquosité que ces fruits doivent d'être quelquefois malfaisants, mais à un principe qui agit comme poison sur quelques faibles estomacs. Laissez donc à d'autres, mon ami, l'imprudent usage de ces aliments prétendus froids et aqueux, après des aliments chauds et toniques. Mangez des fruits avec des fruits et, ces mélanges ne se contrariant nullement, vous n'aurez point d'indisposition à craindre. Si quelques fruits font mal, c'est qu'ils sont mangés incomplètement mûrs, dans des conditions défavorables ou en trop grande quantité.

— Dans l'action de manger, ne doit-on pas observer certaines règles ?

— Oui, mon ami, un grand nombre de douleurs de l'estomac sont souvent le résultat d'une mastication incomplète. Lorsque vous êtes à table, prenez votre temps, faites en sorte que vos aliments soient bien broyés ; car en avalant le pain ou la viande à moitié mâchés, vous obligez l'estomac à faire la besogne des dents et vous fatiguez un organe que vous avez intérêt à ménager. Prenez donc votre temps pour satisfaire votre appétit. Beaucoup de personnes font leur repas sans boire ; c'est une grande imprudence qui tôt ou tard amène des accidents. Buvez convenablement trois verres de liquide au moins, et vos aliments bien mouillés n'en seront que plus facilement digérés. »

CHAPITRE IX.

Désirant revoir Varennes plus en détail et voulant m'initier aux mœurs de ce village modèle, je profitai d'un beau jour et dès le matin je partis. Inconnu dans ce pays, je pus, sous une foule de prétextes, pénétrer dans l'intérieur des maisons et adresser toutes les questions qui pouvaient satisfaire ma curiosité. Une des chaumières de Varennes attirant surtout mon attention par sa gentillesse et par sa propreté extérieure, je me décidai à y entrer. Je ne trouvai qu'une femme qui mettait la dernière main aux arrangements du ménage. C'était une de ces grosses et fraîches paysannes à santé vigoureuse et dont la figure joyeuse et la mise proprette m'engagèrent à demeurer un instant chez elle.

— Madame, lui dis-je, je suis un voyageur; j'ai besoin : seriez-vous assez bonne pour me procurer quelques aliments?

— Avec plaisir, Monsieur, mais ma maison n'étant point une auberge, je n'aurai à vous offrir que fort peu de chose.

— La faim me fera trouver bon tout ce qu'il vous plaira de me donner.

— Nous avons des œufs et un peu de porc salé. »

Je donnai ma préférence aux œufs. Pendant que cette femme se disposait à les faire cuire, j'examinai l'intérieur de l'habitation où une modeste aisance se laissait entrevoir. Un grand lit en bois de chêne, qu'abritaient des rideaux de toile à carreaux bleus soutenus par une flèche, occupait une des encoignures de la maison. Au pied de ce lit se dressait une grande armoire; en face la cheminée, je remarquai un buffet à dressoir garni d'assiettes peintes; enfin une huche qui longeait la croisée complétait l'ameublement principal de la famille. Tous ces meubles frottés avec soin, auraient défié le plus brillant vernis. Derrière la porte d'entrée était placée la dalle portant deux seaux à cercles brillants, l'un pour le service de la laiterie, l'autre pour celui de la maison. Au-dessus de cette dalle étaient appendus quelques instruments de cuisine à l'usage de la campagne et dont le fond brillait comme des plats d'argent. Au milieu de la chambre était une table longue avec ses deux bancs et par-ci par-là quelques chaises. Près du lit, à côté de là cheminée dont le manteau avait pour garniture une vierge en plâtre et deux chandeliers de cuivre, était fixée l'horloge. Enfin deux petits rideaux de calicot drapés à la croisée, dérobaient aux passants les scènes de l'intérieur.

— Vous avez, madame, une charmante habitation qui doit être la seule de ce genre dans le pays?

— Oh ! non, Monsieur, à part deux ou trois, elles sont presque toutes comme celle-ci.

— Aussi propres, aussi gentilles?

— Sans doute, Monsieur.

— Ce pays est donc riche, aisé?

— Pas plus qu'un autre; mais petit à petit, comme on dit, l'oiseau fait son nid. Si vous aviez vu Varennes, il y a vingt ans, vous ne l'auriez pas trouvé si beau. Depuis, chacun a senti le besoin d'avoir une demeure propre, commode et saine. Du temps de mon père, le sol de cette maison, au lieu d'être exhaussé, pavé, était un bouge tout encavé, froid, humide, qu'on ne pouvait jamais tenir propre, et je vous demande à combien de maladies n'était-on pas exposé, dans un lieu qui avait toute l'apparence d'une cave. Aussi mon pauvre père avait-il souvent des fluxions de poitrine, des rhumatismes, et je me rappelle que lorsque j'étais petite, j'avais souvent mal aux dents et des grosseurs autour du cou.

— Depuis que votre maison est assainie, vous n'êtes plus exposée à contracter ces sortes de maladies?

— Certainement, Monsieur, aussi il n'y a jamais beaucoup de maladies dans notre pays, chacun y prend garde. Puis, voyez-vous, Monsieur, ce qui occasionne encore bien souvent des dérangements dans la santé, ce sont les excès, la manière de vivre; et grâce aux conseils qui nous sont donnés chaque jour par notre maire et notre curé, nous savons là-dessus à quoi nous en tenir.

— Ah ! vous trouvez dans votre maire et dans votre curé des hommes qui vous conseillent et vous apprennent à vivre convenablement?

— Oui, Monsieur, et depuis qu'ils sont à Varennes, ils nous ont rendu de grands services, surtout à nos hommes. Avant l'arrivée de ces bons messieurs, nos maris buvaient plus qu'ils ne devaient et dépensaient en peu de temps au cabaret le fruit de huit jours de travail. Le ménage privé d'argent était dans la gêne et vivait de privations. M. le curé, par ses excellentes prédications, leur a fait comprendre que, pour être véritablement heureux dans cette vie, il fallait s'y prendre autrement. Peu à peu il est parvenu à leur faire goûter la sagesse de ses raisonnements et nos maris aujourd'hui sont si sobres de vin, qu'il n'y a plus qu'un cabaret dans Varennes, au lieu de quatre qui y étaient autrefois, et encore est-il établi plutôt pour les étrangers que pour les gens du pays. L'argent n'étant plus dépensé follement à satisfaire la passion du chef de la famille est rentré au ménage, il y a fructifié, il a ramené l'aisance où la misère commencait à se faire sentir. On nous a fait comprendre l'importance du travail, de l'économie, de la sobriété, de la propreté et toutes ces explications données avec une bonté toute paternelle nous ont paru si sensées, si naturelles, que chacun s'est demandé pourquoi il n'y avait pas songé plus tôt; cette vie régulière a amené dans chaque ménage sinon la richesse, au moins l'aisance. Quand une fois les excès ont été détruits, notre maire nous a fait connaître comment il fallait vivre pour conserver sa bonne santé; il nous a montré comment une maison devait être bâtie pour être saine; comme il n'en coûtait pas d'avantage pour la disposer à sa volonté, chacun l'a écouté. Enfin quand il nous eut appris que presque toutes nos maladies provenaient de ce que nous ne savions pas vivre convenablement, on s'est conformé au régime qu'il conseillait de suivre et dès ce moment nous avons pris l'habitude de ne plus faire de mélanges, de n'avoir pour notre repas qu'un plat abondant et sainement préparé, de rejeter ces mauvaises boissons fermentées dont nous usions et de ne boire que de l'eau. Nous avons pris aussi l'habitude de travailler, non avec la fougue du cheval, mais avec la lenteur et la persévérance du bœuf; de ne point prodiguer les choses acquises, afin d'avoir toujours quelques ressources en cas de malheur. Chaque fois qu'il vient nous voir, il nous renouvelle ces bons conseils que nous nous faisons un devoir de mettre en pratique, parce que nous voyons qu'ils tendent à faire prospérer nos intérêts; aussi jamais Varennes n'a été plus heureux que depuis son administration.

— Quel est donc ce maire qui comprend si bien l'importance de ses fonctions?

— Il se nomme M. Sophon; ah! Monsieur, je ne suis pas assez habile pour vous dépeindre cet excellent homme; mais le bon Dieu habiterait parmi nous qu'il ne nous ferait pas plus de bien. Quand on pense, Monsieur, que depuis qu'il est maire, il n'y a plus de malheureux dans notre pays; il est venu à leur secours, leur a payé leurs dettes, leur a fait bâtir des maisons, leur a procuré de l'ouvrage, et les fait soigner quand ils sont malades. N'est-ce pas, Monsieur, qu'il faudrait être bien ingrat pour ne pas aimer de tout son cœur un homme comme celui-là? Aussi, Dieu merci! ce bon monsieur n'a point à se plaindre de nous; nous lui sommes tous dévoués et pour ne pas lui faire de la peine, il n'est rien que nous ne fassions. »

Par ces simples détails, je vis avec bonheur que ce digne M. Sophon n'avait point travaillé en vain, que ses conseils avaient rendu heureux tout un village et qu'en retour il était payé de la plus vive reconnaissance. Mes œufs étant cuits, ma ménagère étendit sur la table une nappe de grosse toile, mais exhalant une douce odeur d'iris; à côté d'un morceau de pain bis, elle placa une cruche remplie d'une eau très-claire.

— Je vous mets de l'eau, me dit-elle, mais si vous désirez du vin, nous en avons.

— Non, lui dis-je, je veux suivre les conseils qui vous sont donnés. Mais à quoi vous sert alors votre vin, puisque vous n'en faites pas usage?

— Nous en buvons, mais cela arrive fort rarement : ainsi quand Pierre, mon mari, revient des champs, qu'il est fatigué par la chaleur ou par le froid, il prend un peu de vin : M. Sophon nous a dit que bu modérément dans cette circonstance il ne pouvait que faire du bien. Si le dimanche ou un jour de fête, il nous vient un parent, un ami, eh bien! en mangeant un morceau de porc rôti ou bouilli, nous buvons quelques demi-verres de vin à la santé de l'invité.

Quand j'eus terminé mon déjeûner, je remerciai cette excellente femme et je parcourus le village. Je ne me rassasiais pas de voir toutes ces chaumières de forme différente, mais toutes les mêmes sous le rapport de la propreté et de la salubrité. Quand j'eus vu le village, j'allai trouver M. Roquefeuille ; car c'était avec lui surtout que je voulais avoir un long entretien. Dès qu'il me vit, il me reconnut et je lui tendis la main qu'il me serra affectueusement.

— Je m'étais promis de revenir visiter Varennes, et en vérité, Monsieur, si je ne le voyais par moi-même, je douterais des beaux résultats que vous avez obtenus. Je considère les Varennois comme une seule famille qui marche à votre voix, comme des enfants bien élevés marchent à la voix de leur père. Soyez assez bon, Monsieur, pour m'apprendre par quel moyen, vous prêtre, vous êtes parvenu à rendre dociles à vos instructions des hommes que je croyais si peu impressionnables, si attachés à leurs préjugés et à leurs passions ?

— Les détails que vous me demandez sur la marche que nous avons suivie, pour obtenir les avantages que vous avez remarqués, seront peut-être un peu longs ; mais puisque vous désirez les connaître, je me ferai un devoir de vous les communiquer. Je conviens avec vous qu'il est des hommes assez grossiers, assez pervertis, assez attachés à leurs passions pour que l'idée du bien même ne les impressionne jamais ; mais ces êtres exceptionnels, je les crois clair-semés dans la société, et soyez persuadé que la masse, le plus grand nombre se laisse facilement attendrir dès l'instant qu'on touche la corde de ses intérêts. Si le mal s'implante aisément dans le cœur de l'homme, croyez, Monsieur, qu'il en est de même du bien, quand il est habilement présenté. Lorsque j'arrivai dans ce village avec l'intention bien arrêtée d'y faire tout le bien qui dépendrait de moi, M. Sophon commençait à mettre à exécution la réforme qu'il avait projetée, réforme qui n'avait pour but que la santé, le bien-être physique des habitants de Varennes. Comme ses idées, sous ce rapport, cadraient parfaitement avec les miennes ; qu'il voulait faire des Varennois dont il était le maire, un peuple travailleur, sobre et moral, je m'associai à son ouvrage et le secondai de mes faibles facultés. Avant de nous occuper de la moralité de nos villageois, nous ne songeâmes qu'à augmenter leur bien-être, persuadés que la famille qui accepterait nos générosités se trouverait plus tard dans l'obligation d'écouter les conseils qu'il nous plairait de lui donner. En effet, quand les Varennois virent que nous n'étions point des sectateurs d'idées abstraites, mais que tout-à-fait désintéressés nous voulions leur bonheur, touchés par les sentiments généreux dont nous étions animés, ils ne firent aucune résistance et nous vîmes bientôt toutes les difficultés s'aplanir devant la réforme que nous voulions introduire. D'ailleurs, pouvait-il en être autrement avec l'habileté, le savoir et l'humanité infatigable de M. Sophon? Savait-il une famille malheureuse, il allait la visiter ; il s'enquérait des causes de sa misère et avec cette éloquence douce et persuasive que vous lui connaissez, il leur signalait la cause de leur ruine ; il leur traçait un autre plan de vie, leur révélait une industrie qu'ils ignoraient, et leur faisait même les avances nécessaires. Une fois l'œuvre commencée, il ne la quittait plus qu'elle ne fût menée à bonne fin. Sa charité n'est point cette charité stérile, insignifiante, qui jette un peu de monnaie à celui qui demande; la sienne est une de ces charités actives, ardentes, qui ne se reposent point qu'elles n'aient chassé la misère d'une maison pour la remplacer par un peu d'aisance. Pendant que cet homme vertueux avec l'aide de sa fortune multipliait le bien sur tous les points du pays; qu'il détruisait la malpropreté, la misère, l'insalubrité; qu'il s'attachait en un mot à faire disparaître toutes les causes de maladies, je travaillais de mon côté à faire fleurir la belle morale de notre religion au milieu de ce peuple si docile à écouter tout ce qui avait rapport à ses intérêts. Je m'en occupai sans relâche, et je réussis. En contemplant, Monsieur, l'immense résultat que j'ai obtenu, c'est alors que je compris toute l'importance de mes fonctions et tout le bien qu'un prêtre peut faire! Oui, Monsieur, envisagez toutes les professions de la société, vous n'en trouvez pas de plus noble et de plus sublime que celle de prêtre ! A peine a-t-il reçu des mains de son évêque l'autorité sacerdotale, qu'il se présente dans le monde, entouré de ce prestige, de cette vénération acquise depuis des siècles ; dégagé de tout lien de famille, auquel il a renoncé, il est seul, indépendant et ne reconnaît pour maître que Dieu. Dépositaire d'un pouvoir sacré, il devient en quelque sorte le point de communication entre le ciel et la terre. Tous les hommes sont égaux devant lui, parce qu'ils le sont tous sans distinction devant son maître. Il n'a de rapports avec eux que pour leur adresser des paroles de justice, de bonté et de charité. Trouvez-moi une profession plus sainte et plus belle lorsqu'elle est dignement remplie ! Avant d'accepter la délicate mission de prêtre, j'avais réfléchi à toute son importance et à toute sa gravité. Je savais que, placé dans un village, il devenait le père obligé de tous ses habitants, et que représentant de Dieu sur la terre, il devait s'entourer autant que possible de toutes les vertus de la divinité. C'est d'après ces principes que je me suis conduit ici. J'ai gagné l'amitié, la confiance des Varennois par mon activité à leur faire tout le bien qui dépendait de moi, par la sévérité de mes mœurs et en mettant une grande douceur dans les relations que j'avais avec eux. Je les considère, tous sans distinction, comme autant d'enfants adoptifs ; je veille sur leur santé, sur leur bien-être avec plus de zèle que s'il s'agissait de moi-même. Jaloux de les voir tous suivre la voie de l'honneur et de la probité, je ne néglige rien pour la leur montrer. Les dimanches, les jours de fêtes, quand ils sont tous réunis autour de moi pour entendre le saint office, je monte en chaire, et au lieu de tenir ce langage abstrait et mystique sur quelques points difficiles de la religion, l'Évangile en main, je commente et mets à leur portée cette belle morale de Jésus-Christ. Un jour je leur parlerai du bonheur qu'éprouvent deux époux parfaitement unis, qui s'aiment de cette amitié solide et durable qu'aucune circonstance de la vie ne doit altérer. Je leur conseille de faire prendre de bonne heure à leurs enfants des habitudes d'obéissance, de travail, de tempérance, de charité et de vertu. Un autre jour, je leur dis que le travail est nécessaire à tous, qu'il fortifie le corps, éloigne les passions et chasse la misère du logis. Une autre fois, je leur parlerai de la charité qu'il faut avoir les uns pour les autres; je leur dirai que c'est un crime, une infamie de ne pas secourir son semblable qui souffre de la faim ou du froid; que c'est une indigne méchanceté de s'entretenir des imperfections de son voisin, quand soi-même on est peut-être pire encore. Enfin je vais jusqu'à leur peindre les turpitudes de l'ivrogne qui va manger en un clin-d'œil, dans un bouge qu'on appelle cabaret, tout l'argent qu'il doit à sa famille. Je leur dévoile toutes les misères, tous les chagrins que cette ignoble passion fait éclore dans un ménage. Ces leçons, je les développe avec tout le feu, toute l'éloquence dont je suis capable et presque toujours je les appuie par des faits que je puise dans l'histoire. Je ne les fais pas longues, pour ne pas fatiguer mon auditoire, mais je les répète souvent et toujours sous des formes différentes. En semaine, quand je n'ai pas de malades à soigner, je cultive mon jardin dont je partage les légumes et les fruits avec ceux qui en ont besoin. S'il survient une querelle, une dispute entre mes paroissiens, ministre de paix, je m'interpose adroitement et je parviens toujours à les ramener à de meilleures intentions. Où il y a un vice, je me montre et sans violence, sans secousse, je le fais disparaître. Eh bien! Monsieur, qu'ai-je fait par cette conduite! J'ai puissamment aidé M. Sophon à chasser de ce pays la paresse, l'ivrognerie et tous les maux qui sont la conséquence inévitable de ces vils défauts, car prêcher la morale c'est enseigner l'hygiène, et enseigner l'hygiène c'est apprendre la morale; nous avons établi à leur place, le travail, l'aisance et nous avons fait germer dans le cœur des Varennois des principes d'honneur, de probité et de religion. Il n'y a point de fanatiques ici, mais il y a des hommes essentiellement religieux par le cœur et les sentiments. Voilà, Monsieur, le bien que j'ai aidé à faire par mes paroles et par mon exemple.

— Avec quel plaisir, lui dis-je, devez-vous parcourir ce village, où vous avez introduit des mœurs si douces et si honnêtes.

— C'est pour moi, sans doute, une grande satisfaction de savoir que l'œil de Dieu peut se reposer sans courroux sur ce petit coin de la terre; mais ce qui fait ma joie, c'est la reconnaissance que chacun nous témoigne, c'est l'affection dont nous sommes entourés. »

Conduit par un tel ecclésiastique, le village de Varennes ne pouvait manquer de se ressentir de la douce influence qu'un homme supérieur fait régner autour de lui. Sans être très-religieux, les habitants de Varennes considéraient comme un devoir la pratique des vertus sociales.

— Si vous voulez, me dit M. Roquefeuille, nous visiterons ensemble toutes les améliorations introduites par M. Sophon. »

Nous allâmes visiter l'église, qui était presque au centre du pays. Elle était d'une grande simplicité, comme le sont généralement toutes les églises de campagne; mais sa simplicité avait quelque chose de grave qui commandait le respect et la vénération. En y entrant j'éprouvai un saisissement involontaire à la vue de cette imposante et religieuse simplicité qui convient si bien à la maison de Dieu. Point de dorure, point de luxe, point de ces objets futiles qui transforment le temple du Seigneur en un salon de bourgeois. Là, comme partout ailleurs, on avait pris des précautions hygiéniques. Des paillassons couvraient le pavé et garantissaient les pieds de la fraîcheur du sol. On avait mis un soin tout particulier à fermer exactement toutes les ouvertures; et les portes et les fenêtres étaient si parfaitement closes, qu'on ne sentait d'aucune part ces vents coulis si froids et si perfides. Tout était prévu pour que les Varennois en venant chercher des consolations dans la prière, n'y trouvassent pas des causes de maladie. Devant l'église s'étendait une belle place plantée d'arbres. — « Qui donc, lui dis-je, chargez-vous de tenir cette église et ses abords avec une telle propreté?

— Ce bon entretien de nos rues étonne bien des gens qui s'imaginent que ce sont les habitants eux-mêmes qui perdent leur temps, disent-ils, à s'occuper de ce nettoyage. Il n'en est pourtant rien. Les gens chargés de cette besogne sont des pauvres payés et entretenus par la commune, et la création de cet établissement est le plus beau chef-d'œuvre philanthropique de M. Sophon. »

Comme je lui demandais quelques explications sur cette institution.

— Je ne vous en dirai rien, me dit-il, M. Sophon vous donnera là-dessus tous les détails que vous désirez ; c'est un soin que je lui laisse. »

Je n'insistai pas davantage. Comme je me disposais à me retirer, M. Roquefeuille m'engagea à partager avec lui son dîner. La conversation de cet aimable prêtre avait pour moi un si grand charme que j'acceptai son offre avec plaisir. En nous promenant dans son jardin, après notre frugal repas, j'eus encore avec ce bon prêtre une longue conversation sur différents points de morale et d'hygiène. Voyant la nuit approcher, je le quittai. Toutes les paroles de cet homme de bien revenaient sans cesse à ma mémoire et chemin faisant, je me livrais à une foule de réflexions. Quelle belle œuvre, me disais-je, ont accompli ces deux mortels! Ils ont l'un et l'autre employé leur fortune, leur intelligence, à faire le bonheur de tout un village, et bonheur qui repose sur des principes d'hygiène et de moralité! Quelle douce jouissance pour ces deux bienfaiteurs de contempler à loisir les heureuses innovations qu'ils ont introduites et qui chaque jour se consolident et s'agrandissent! Pourquoi toutes les communes de France ne sont-elles pas administrées avec ce zèle et ce généreux désintéressement! O mortels à l'âme sèche, égoïste, qui n'amassez que pour mieux satisfaire vos passions! qui ne voyez derrière l'or que débauches, qu'appétits nouveaux à contenter! qui ne songez pas, au milieu de l'abondance de toutes choses, aux besoins de vos semblables !

CHAPITRE X.

Comme depuis quelque temps Alexandre et Emile m'avaient proposé une promenade à cheval, je l'acceptai ce jour-là avec plaisir. Quand nous eûmes un peu galopé, je leur demandai pourquoi nous n'étions pas partis aussitôt après le déjeûner; nous aurions pu alors, leur dis-je, pousser notre course jusqu'à la ville voisine.

— Il faut que vous sachiez, me répondit Alexandre, qu'il n'est pas prudent de monter à cheval immédiatement après avoir mangé : les secousses que la marche de votre monture imprime au corps pourraient troubler votre digestion et ces secousses sont d'autant plus funestes que vous n'avez pas l'habitude de l'équitation.

» L'exercice du cheval est salutaire lorsque vous vous y livrez à jeûn ou quelques heures après le repas ; il communique à tous les organes un ébranlement qui active leurs fonctions. Il faut aussi faire un choix parmi les chevaux que vous devez monter, car il en est, vous le savez, dont le trot est dur et insupportable, qui vous secouent d'une manière atroce et vous ramènent plus fatigué que si vous eussiez fait votre course à pied. S'il est des circonstances où l'exercice du cheval est malsain après le repas, il en est d'autres où il peut produire de bons résultats. Un homme dont les digestions sont laborieuses se trouverait bien de l'équitation, s'il se contentait d'aller au pas ; le balancement que communique le corps de l'animal activerait les forces de son estomac et cette douce promenade pourrait opérer chez lui d'heureux changements. C'est uniquement pour des raisons de santé que notre bon père a voulu que nous fussions cavaliers. Mes sœurs savent manier un cheval avec autant d'adresse que nous, et si l'on cédait à leurs désirs ce serait pour elles un plaisir de tous les jours ; mais notre bonne mère, qui ne voit dans ces courses que dangers, les fait souvent renoncer à ce genre de promenade. Ceux qui par leur profession sont obligés à chaque instant de monter à cheval doivent manger peu, nous a souvent dit notre grand-père. »

Je me rappelai en effet qu'avant ma maladie ayant eu l'occasion de faire quelques cavalcades immédiatement après mon repas, chaque fois je m'étais trouvé inidsposé. Éclairé sur les inconvénients et les avantages d'un si bel exercice, j'étais tout heureux de me sentir ferme sur ma selle et aussi adroit à conduire mon cheval que les fils de M. Sophon. C'était avec joie que je reprenais peu à peu toutes mes anciennes distractions que je croyais perdues pour toujours. Arrivés dans une grande allée qui traversait un bois dépendant du château de Tachainville, nous mîmes nos chevaux au pas et je demandai à Alexandre s'il connaissait l'escrime.

— Oui, me dit-il en riant, mon père a voulu que nous sussions aussi nous battre. Du reste, il n'est aucun exercice gymnastique que nous ne connaissions; la boxe, la canne, la savate, le bâton même ne nous est pas plus étranger que l'épée. C'est vers l'âge de douze ans que nous avons commencé à apprendre toutes ces choses, et mon père soignait avec la même attention notre éducation physique que notre éducation morale. Ces exercices répétés chaque jour ont développé en nous une certaine énergie musculaire et une grande agilité. »

En effet, les fils de M. Sophon étaient l'un et l'autre d'une grande force. Quand nous eûmes parcouru l'espace de quatre lieues à peu près, nous rentrâmes et je m'aperçus que j'arrivais avec un appétit assez prononcé. Le lendemain M. Sophon me confirma tout ce que ses fils m'avaient dit.

— Ces exercices habilement conduits, ajouta-t-il, modifient entièrement la constitution d'un individu. Un enfant grêle, rachitique même, soumis à ce genre d'amusement se fortifierait et guérirait plus sûrement qu'à l'aide de toute autre médication La société dans son intérêt devrait encourager ces exercices gymnastiques et l'on verrait en plus grand nombre, je crois, des hommes robustes. Car lorsque dès le jeune âge on s'applique à fortifier son corps, on arrive à développer une grande énergie musculaire. En faisant connaître à mes fils ces différents moyens de défense, je n'ai point prétendu leur enseigner la manière de venger une sotte injure ; ils ne doivent s'en servir que pour leur sûreté personnelle. L'équitation est sans doute un exercice charmant et qui séduit bien des personnes ; monter un superbe coursier et savoir le diriger dans sa marche rapide offre une variété de dangers que beaucoup aiment à affronter ; mais à part les chutes, les accidents qu'on ne peut pas prévoir, il en est d'autres que je dois vous faire connaître. Toutes les fois que vous montez à cheval, prenez garde que certains organes délicats ne soient froissés par la selle ; car leur frottement contre un corps dur peut les enflammer et amener des désorganisations mortelles. Pour obvier à cet inconvénient, on les soutient et on les protége par un suspensoir bien adapté. Si le cavalier a le ventre gros, volumineux, il doit porter une ceinture qui comprime légèrement les muscles du bas-ventre et qui, soutenant les viscères, empêche qu'ils soient trop ballottés par les mouvements du cheval. Si votre état vous oblige à faire de longues courses, gardez-vous, dans le but de rendre votre selle plus moelleuse, de la couvrir en été d'une peau de mouton ou de chaudes tapisseries. Ces précautions pourraient vous occasionner des hémorroïdes pour peu que vous y soyez prédisposé. Lorsque votre cheval va de toute sa vitesse et surtout contre le vent, si vous ne voulez point fatiguer votre voix et votre poitrine, n'établissez aucune conversation avec celui qui peut vous accompagner.

Dans mon jeune âge, j'aimais à lancer mon cheval au galop dans les plaines ; aujourd'hui que je suis vieux, j'y monte encore, mais avec la prudence qui convient au vieillard. Je vais au pas, car il faut pour le galop une souplesse dans les vertèbres que je ne dois pas être étonné de ne plus avoir. »

Nous touchions à une époque de plaisir et de fête pour la famille Sophon, le temps de la fenaison. Toutes les prairies qui s'étendaient au-delà de la rivière commençaient à jaunir et n'attendaient plus que la faux. Madame de Fosseuil et ses demoiselles ne manquaient jamais de se joindre à la troupe des faneurs ; c'était pour cette excellente famille une grande distraction et une grande joie ; Alexandre et moi nous demandâmes à être de la partie. Nous étions au mois de juillet et le soleil répandait une grande chaleur. Pour mettre leur visage à l'abri des rayons du soleil, ces dames se coiffèrent de chapeaux de paille à larges bords, et vêtues légèrement, elles se rendirent à la prairie. Madame de Fosseuil avait fait préparer un déjeûner sous une tente de branchages que de jeunes faneuses avaient tapissée de bouquets de fleurs qu'elles avaient ramassées dans le foin. A ce déjeûner composé d'œufs frais, de gâteaux et de fruits de la saison, furent conviées toutes les faneuses. Alexandre et moi nous nous fîmes un plaisir de veiller à ce que toute la troupe travailleuse ne manquât de rien. Je passai une journée bien agréable au milieu de cette bande de faneuses occupées à remuer le foin dont le parfum vous enivrait. Ce qui ajoutait encore à mon bonheur, c'était de pouvoir travailler à côté de mademoiselle Marie. Je ne cessais d'admirer sa charmante gaîté, son aimable complaisance pour ses joyeuses compagnes. Le moindre de ses mouvements révélait les formes de son corps qui n'avaient jamais été gênées dans leur développement par aucune compression et sous sa robe légère elles se dessinaient dans toute leur beauté et leur perfection. De beaux cheveux noirs qui tombaient en bandeaux tressés le long de ses joues en faisaient ressortir l'incarnat. Comment ne pas être désireux, me disais-je, de posséder une aussi riche santé? Et pourquoi négliger les moyens qui peuvent vous la procurer?

— Convenez, me dit Alexandre, que dans cette saison, les plaisirs de la campagne ont bien de l'attrait. Voyez comme toutes ces jeunes filles sont enjouées, et comme mes sœurs paraissent heureuses au milieu d'elles! Que ce doux exercice pris au milieu de ces prairies parfumées et sous un si beau soleil est salubre! Pourquoi toutes ces pauvres jeunes filles que je rencontre dans le monde si pâles, si maigres et si fatiguées, ne sont-elles pas toutes à courir sur la mousse des prés, éclairées par cet astre bienfaisant qu'on leur fait éviter comme pouvant ternir la blancheur de leur peau ! Quel beau dommage, quand il colorerait tous ces visages étiolés et fanés avant le temps! On leur conseille de fuir le soleil et on les habitue à séjourner des nuits entières dans des salons dont l'air est vicié par mille vapeurs fétides. Quand je pense qu'il y a des mères assez déraisonnables pour trouver ces distractions champêtres, triviales et presque déshonorantes, je vous plains, pauvres enfants, d'avoir pour auteurs de vos jours des êtres si égoïstes et pour qui votre santé est d'un si faible intérêt.

— Que de mères, en effet, lui dis-je, se plaisent à parer leurs filles pour les conduire à des réunions souvent funestes et qui négligent tout ce qui a rapport à leur santé qu'elles disent leur être si chère !

— Combien de fois, me dit Alexandre, mon père a-t-il reproché à quelques-unes de ces mères, leur indifférence à cet égard ; mais non, la mode, ce ridicule tyran de boutique, est là qui les asservit à ses caprices. Il y a même des mères assez insensées qui se décident à altérer la santé de leurs enfants pour leur procurer ce degré de pâleur ou de maigreur que le monde exige et qu'il regarde sottement comme le cachet de la distinction. Il en est d'autres qui tourmentent et font souffrir ces pauvres petits êtres par mille précautions inutiles, et dès l'instant que l'enfant, inspiré par une sorte d'instinct, veut se soustraire à ces soins qui gênent son développement, la pauvre mère, aveuglée par je ne sais quelle crainte, réprime aussitôt ce mouvement naturel. C'est une plante de serre chaude qu'elle se plaît à cultiver et pour laquelle elle redoute le contact de l'air, l'influence du soleil, ces deux grandes forces de la nature qui, loin de détruire, fécondent et vivifient tout. Qu'un malheureux exposé à de rudes privations souffre, je le conçois, mais vous, à qui rien ne manque, dont le moindre désir peut être satisfait, pourquoi souffrez-vous? Pourquoi cette jeune fille qui a des valets, des équipages à ses ordres, a-t-elle la figure si pâle, si maladive? Voyez, à peine a-t-elle la force de gravir le marche-pied de sa voiture, elle qui devrait être si vive, si légère. Pourquoi n'a-t-elle pas la fraîcheur, la riche constitution de cette petite paysanne qui la regarde, envieuse de sa parure et de son prétendu bonheur. C'est que l'une vit avec simplicité, c'est qu'elle respire l'air pur des champs, tandis que l'autre prend plaisir, par cela seul qu'elle est riche, à rester enfermée entre quatre murailles plus ou moins richement décorées. Bercée dans une oisiveté pernicieuse, elle redoute l'exercice; puis elle se brûle le corps par des sauces appétissantes ou par des boissons excitantes ; en un mot elle souffre, parce qu'on lui a appris à mener une vie à part et tout-à-fait en dehors des lois de la nature. »

Tout en nous promenant de prairie en prairie, nous arrivâmes à un endroit où la rivière était large et profonde et où l'eau était d'une limpidité admirable. Comme la chaleur était excessive, j'engageai Alexandre à nous baigner.

— Volontiers, me dit-il, mais attendons un peu que la sueur qui couvre notre corps soit dissipée et nous pourrons nous mettre à l'eau.

— Qu'avons-nous à craindre, lui dis-je, l'eau est tiède, l'atmosphère est chaude?

— Sans doute, mais la température de l'eau qui vous paraît élevée est loin d'égaler celle de notre corps et si sans précaution nous nous lancions dans la rivière, notre transpiration, provoquée par la chaleur, pourrait s'arrêter brusquement et le sang refluant de la circonférence au centre déterminerait en nous quelques maladies. Je sais qu'il y a beaucoup d'imprudents qui font ce que je vous défends, et qui ne s'en trouvent pas pis; mais ils peuvent d'un instant à l'autre être les victimes de leur imprévoyance. Mon père nous a toujours recommandé de prendre à cet égard les plus grandes précautions. La natatation est un exercice salutaire sous une foule de rapports. Les mouvements divers qu'on est obligé de faire pour se soutenir sur la surface de l'eau développent avantageusement les forces musculaires. L'impression de l'eau froide sur la peau réagit sur les organes intérieurs et les surexcite momentanément. Quand le bain frais ne servirait qu'à modérer cette grande déperdition de sueur qui pendant l'été vous fatigue, ce serait déjà un grand avantage. Le bain constitue dans cette saison un excellent exercice. Il doit être pris le matin avant le déjeûner, ou le soir de trois à quatre heures, après le dîner. Si vous preniez vos bains dans le jour, sous l'influence du soleil, il pourrait en résulter quelques accidents. Par le fait de l'eau froide, au milieu de laquelle vous-êtes plongé, le sang, comme je vous le disais tout-à-l'heure, se porte vers le centre du corps et surtout vers la tête, partie qui est toujours hors de l'eau et qui par conséquent est exposée aux atteintes du soleil qui peut congestionner cet organe et amener des étourdissements ou une attaque d'apoplexie. S'il n'occasionne pas ces graves accidents, en chauffant fortement la peau, il détermine cette rougeur connue sous le nom de coup de soleil. Lorsque cet astre est voilé par quelques nuages, il y a moins d'inconvénients à se baigner ; mais vous avez à redouter une foule d'insectes qui vous piquent et vous tourmentent. Prendre un bain froid ou chaud, après avoir mangé, c'est s'exposer à des accidents d'une autre nature. La digestion se trouble par l'impression de l'eau froide, et la syncope, le vomissement peuvent vous surprendre. Il en est qui commettent cette imprudence et qui pour cela n'en sont point incommodés;

mais ce n'est pas une raison pour les imiter. Autant que vous le pourrez, baignez-vous dans une rivière dont l'eau sera limpide et coulant sur le sable. Car il vaudrait mieux ne pas se baigner que de se laver dans une eau sale et croupie ; le corps peut absorber des substances malfaisantes tenues en dissolution dans les eaux marécageuses. »

Pendant cet entretien, nous nous étions étendus sur un tas de foin à l'ombre d'un saule. Dès que nous sentîmes que notre peau n'était plus suante, nous commençâmes à nous déshabiller. Le soleil brillait encore avec force ; mais l'ombre des saules et des aunes dont la rivière était bordée nous abritait suffisamment. Quand Alexandre eut exposé son corps nu à l'influence de l'air et qu'il se fut un peu frictionné, il se lança dans la rivière, je le suivis après avoir répété ce qu'il venait de faire. Nous ne restâmes dans l'eau que vingt minutes environ. Après nous être essuyés et habillés rapidement, nous reprîmes notre promenade.

— Tout-à-l'heure, me dit Alexandre, nous succombions sous le poids de la chaleur, maintenant nous nous sentons frais et dispos; et ce qui prouve que pendant le bain il se passe quelque chose vers le cerveau, c'est qu'on se retire la tête sinon douloureuse du moins un peu lourde et cet effet est d'autant plus marqué que l'eau est froide et qu'on y reste plus longtemps. »

Pressés par la faim que le bain avait encore augmentée nous reprîmes le chemin de Tachainville.

— J'ai appris avec plaisir, me dit M. Sophon pendant le dîner, que vous saviez nager. Vous n'auriez pas connu cet exercice que je vous aurais conseillé de l'apprendre. Indépendamment de ses avantages hygiéniques, il peut être d'une grande utilité dans certaines circonstances de la vie. Les femmes comme les hommes devraient savoir nager. Qu'un enfant tombe par mégarde dans une eau profonde, quelle douleur pour une pauvre mère de se trouver impuissante pour sauver ce petit être qui se débat contre une mort d'autant plus cruelle qu'elle est violente, qu'elle est instantanée et qu'elle se passe sous ses yeux. Quand bien même on n'aurait point à redouter de tels malheurs, la natation est un délassement si agréable, si sain, qu'il devrait être enseigné à tous les enfants indistinctement. Mes filles se soutiennent sur l'eau avec la même facilité que leurs frères. Je n'approuve point les vaillantises de ces individus qui sans motif et sans besoin se baignent dans une eau de glace.

Les bains de rivière doivent être pris pendant les grandes chaleurs comme moyen de pallier leurs effets, ou comme amusement et comme exercice. Puis se donner du mouvement au milieu d'une onde fraîche et limpide; c'est procurer à son corps une modification très-salutaire. En hiver il faut encore vous baigner, la propreté l'exige; mais ne réitérez pas trop souvent ces sortes de bains, car vous feriez dégénérer une bonne chose en un abus qui affaiblirait et amollirait les tissus. Lorsque vous prenez un bain de cabinet, évitez qu'il soit trop chaud. En vous plongeant dans un liquide d'une température élevée, vous attirez fortement le sang du centre à la circonférence, vous congestionnez la peau et il se fait alors une grande déperdition d'humeur qui ne peut que vous fatiguer. Le cerveau lui-même peut se trouver compromis par cet excès de chaleur. Dès l'instant que vous vous portez bien, ne dérangez rien par des imprudences. Prenez un bain de propreté ; mais laissez de côté toute sensualité. Quelques personnes rendent leurs bains émollients par le son ou par quelques plantes grasses. D'autres l'aromatisent par des huiles essentielles ou par des savons odorants. Ne poussez pas trop loin cette manie. Une eau limpide, pure, ne porte-t-elle pas en elle-même son parfum et ses propriétés émollientes et dissolvantes? Une fois votre corps nettoyé, ne prolongez pas un séjour inutile et même dangereux dans votre baignoire : trente à quarante minutes suffisent. Vous ne devez point ignorer que par l'action du bain votre peau est devenue plus impressionnable; gardez-vous donc en sortant d'être saisi par le froid. Essuyez-vous promptement plutôt en vous frottant qu'en vous épongeant et ne passez pas brusquement de votre cabinet au contact du grand air. En été, ces précautions deviennent inutiles; mais en hiver, elles sont bien importantes. Prenez vos bains toujours un peu avant le repas du matin ou celui du soir. »

M. Sophon avait fait disposer dans son château une salle de bain aussi confortable qu'élégante, et il ne concevait pas une maison riche privée de cet agrément.

Nous étions arrivés à la moitié de juillet, époque vers laquelle on célébrait la fête patronale du village de Varennes. Toute la famille Sophon se rendit à l'église ; je l'y accompagnai. Je ne me livrais plus depuis fort longtemps à aucune des pratiques de notre religion ; mais l'éloquence persuasive de M. Roquefeuille, de cet homme ami du bien, du vrai, et de la saine raison me donnait chaque jour l'envie de marcher sur ses traces. L'église du village avait pris ce jour-là un air de fête. Sa propreté était plus recherchée que de coutume ; des fleurs, offrande simple et toute poétique, étaient amoncelées sur l'autel, aux pieds de la statue de la Vierge et du saint, patron de la paroisse. Une chose qui me frappa, ce fut le recueillement grave, silencieux de tous les villageois pendant l'office divin. Je ne remarquai point cette dévotion affectée qui n'a pour expression que des gestes ridicules ; chez ces bons villageois, tout semblait partir du cœur. Ils avaient l'attitude humble et digne du serviteur devant son maître, de l'homme devant son Dieu. J'avais aussi sans cesse les yeux fixés sur l'autel et j'y admirais la pieuse gravité de M. Roquefeuille qui, tout entier à ses mystiques fonctions, ne cherchait point à poser devant la foule, à prendre aux pieds du Christ des manières théâtrales. Point d'affectation dans son chant, dans ses gestes; point d'ornements couverts d'or ou d'argent; sur lui et en lui, tout était simplicité et humilité et pourtant il y avait dans toute sa personne une dignité qui commandait le respect et l'admiration. Vers le milieu de l'office, il adressa selon sa coutume une courte allocution aux bons Varennois; sa parole était douce, onctueuse et portait le cachetde l'inspi ration divine. — Plus je vois ce prêtre, dis-je à M. Sophon, et plus je l'admire. — C'est en effet, me répondit-il, un homme éminemment remarquable et qui s'efforce tous les jours d'acquérir toutes les vertus que les hommes de son rang devraient toujours posséder. Si ce bon prêtre voulait user de son influence, il obtiendrait des Varennois tout ce qu'il voudrait pour enrichir son église. Moi-même, je lui ai fait à ce sujet des offres qu'il a toujours refusées. Il n'a voulu et ne veut pour son temple que la propreté et la salubrité. Je ne veux point faire, m'a-t-il dit souvent, de la maison de Dieu un boudoir où les yeux seraient plus occupés que le cœur. Quand je parle de la charité, de l'humilité et de la pauvreté, je ne veux point autour de moi des traces ostensibles d'orgueil et de vanité. En revanche, mon ami, vous avez dû remarquer avec quelle sainte solennité tout se fait dans son église ; comme les chantres qu'il a dressés lui-même chantent avec justesse et précision, comme la voix de ces petits enfants que vous avez entendus à plusieurs reprises a quelque chose d'angélique et de céleste. Puis quel recueillement domine toute cette foule ! Peut-il en être autrement quand ce digne prêtre ne cesse de s'adresser et de parler au cœur. » Comme c'est l'habitude dans tous les pays, vers le soir on célébra cette fête par des danses champêtres. Nous vînmes nous confondre avec tous les villageois qui étaient réunis sur la place de l'église. J'observais avec intérêt les jeunes filles et les jeunes gens se livrant aux plaisirs de la danse. Il y avait dans leurs manières quelque chose de posé et de décent. Cet amusement n'était plus pour eux cette cohue, ce tumulte que j'avais remarqué dans d'autres villages et qui transformait un exercice charmant et si plein de douces émotions en une véritable fatigue. Je pris la main de mademoiselle Marie et nous allâmes nous mêler aux quadrilles. Pleins de mépris pour l'ivresse, les Varennois ne regardaient pas cette fête comme une occasion de boire, mais comme un prétexte de rire et de s'amuser. Pendant que les uns dansaient, d'autres se livraient à des exercices plus bruyants ; les uns jouaient au palet, à la paume, au tonneau. Des enfants s'essayaient au jeu de bague. Toute la population, disséminée sur cette place, paraissait avare de ce temps consacré aux plaisirs. Après avoir pris part un instant à toutes leurs joies, nous nous retirâmes.

— De quel œil, dis-je à M. Sophon, ces danses sont-elles vues par M. de Roquefeuille ?

— Notre bon curé, me répondit-il, n'encourage pas ces danses ; mais il les tolère et sa pieuse charité lui fait trouver une jeune fille aussi pure après la danse qu'elle l'était auparavant. En effet, mon ami, quel crime affreux voyez-vous dans cet exercice que toutes les jeunes filles et les jeunes gens prennent sous les yeux de leurs mères ? Croyez-vous que ma fille qui vient de danser avec vous ait compromis le repos et la tranquillité de son âme ? Non, mon ami, ce n'est point dans la danse même que gît le crime, c'est dans les rendez-vous secrets et nocturnes ; or, vous ne trouverez point dans Varennes une mère qui souffrirait une telle chose, ni une jeune fille qui oserait rester éloignée de sa mère une demi-heure après le coucher du soleil.

— La danse de toute cette jeunesse parée de ses habits de fête est un joli tableau à voir, continua M. Sophon. Si vous comparez maintenant ces bals villageois en plein air, avec ces bals de salon, quelle différence n'établirez-vous pas entre l'un et l'autre ! Vous ne voyez point chez les premiers, il est vrai, des toilettes splendides, des diamants qui étincellent, des gens en un mot qui brillent par une riche écorce ; mais en revanche, vous voyez des figures fraîches et des tailles bien développées. Si toutes ces jeunes filles ne laissent point derrière elles des flots de parfums, elles ne laissent point non plus exhaler de mauvaises odeurs. Quand elles vous parlent, vous sentez une haleine douce, fraîche, qui sort d'une bouche rosée. La danse, cet exercice agréable et même salutaire pour ces jeunes villageoises, parce qu'elles le prennent au milieu d'un air pur, devient en quelque sorte funeste aux jeunes filles des grandes villes et la cause en est facile à trouver. La mode, l'usage veulent que l'on danse pendant les longues soirées d'hiver. On arrive à ces bals la poitrine, les bras à moitié ou légèrement vêtus. Une foule des plus compactes se presse dans un étroit espace et au milieu d'une atmosphère chaude et altérée par le feu des bougies et cette incohérence de parfums qui s'exhalent de tous les vêtements. Une jeune fille, qui n'a pas l'habitude de l'exercice, s'échauffe facilement et souvent elle expose sans précaution sa peau fine et couverte de moiteur à l'action d'un air froid. On tousse le lendemain, et ces bals et ces toux répétés amènent promptement la chlorose, la phthisie, etc., etc. O mes enfants, je me considérerais comme votre assassin, si je savais compromettre votre belle santé par tant d'imprudence. »

Combien étaient vraies et justes les observations de M. Sophon. Que de jeunes filles convertissent les nuits en des journées de fatigue. Eh ! quoi ! avec une telle manière de vivre on veut bien se porter et l'on est étonné de voir un si grand nombre de jeunes personnes mourir à la fleur de l'âge !

CHAPITRE XI.

M. Sophon allait régulièrement à Varennes deux ou trois fois par semaine ; un jour je l'accompagnai. Comme la chaleur était grande, je me plaignais de la gêne que me faisaient endurer mes étroits vêtements.

— Il faut convenir, me dit-il, que la mode qui nous impose ses caprices nous sert quelquefois bien mal. Ainsi, pendant l'été, lorsque nous devrions avoir des pantalons larges, elle nous oblige à en porter d'étroits, de collants. L'air ne pouvant circuler entre la peau et l'étoffe, elles se collent l'une à l'autre et gênent nos mouvements au point qu'on courrait risque de tout déchirer si l'on n'y prenait garde. Pendant l'été, les pantalons devraient être plus larges qu'étroits et en hiver plus serrés que lâches. Si la mode est utile, nécessaire pour donner une sorte d'impulsion au commerce, elle devrait au moins s'appliquer à imaginer des costumes qui ne laissassent rien à désirer sous le rapport hygiénique. Lorsqu'ils sont trop étroits, les vêtements peuvent amener quelques dangers. Le pantalon peut comprimer certains organes, les froisser et y déterminer des irritations dangereuses. Si la ceinture serre trop le bas-ventre, elle gêne la respiration abdominale et comprime sans nécessité la masse des viscères. L'habit, la redingote taillés trop justes gênent les bras dans leurs mouvements, gercent la peau des aisselles et ralentissent la circulation dans ces parties. Il faut donc tenir un juste milieu et être assez raisonnable pour ne point être dupe des caprices d'un tailleur qui dans la coupe qu'il a inventée a plutôt en vue ses propres intérêts que ceux des individus pour lesquels il travaille. Ne suivez donc la mode qu'autant qu'elle ne peut en rien porter préjudice à votre santé. Nous avons la manie depuis longtemps de nous étrangler le cou avec une cravate; c'est aujourd'hui un complément presque indispensable à notre toilette et pourtant quoi de plus gênant et de plus incommode? Il y a des gens qui poussent la sottise jusqu'à s'encaisser le cou dans du carton et dont la tête posée sur ce singulier appareil conserve une raideur qui va jusqu'au ridicule. Évitez donc de vous serrer le cou de peur de gêner la circulation du cerveau. Que votre cravate soit légère pour l'été et d'une étoffe plus chaude pour l'hiver; mais que ce tissu soit souple, mou, et qu'il cède à la moindre pression. Que d'individus souffrent de maux de tête, sans se douter que la cause siége dans la raideur du col de leur chemise qui les serre à la manière d'une corde ! Ce qu'il y a aussi de blâmable dans notre toilette, c'est la manière dont nous nous coiffons. Au lieu de poser sur notre tête un ornement léger et frais l'été, chaud l'hiver, la mode n'a imaginé qu'une coiffure ridicule et embarrassante ; car quoi de plus inconvenant que ce chapeau dont la dureté empêche qu'il se moule parfaitement sur notre tête et qui devient quelquefois pour le crâne un agent de compression douloureux. La casquette, par sa légèreté, sa souplesse, est bien préférable au chapeau.

— A part la forme des vêtements quelle est la couleur et quel est le genre d'étoffe qu'il faut adopter?

— En été, que le tissu qui servira à la fabrication de vos vêtements soit léger, qu'il se laisse facilement pénétrer par la chaleur. Comme dans nos climats la température de notre corps est toujours habituellement supérieure à celle de notre atmosphère, il est nécessaire que les vêtements qui nous couvrent se laissent traverser facilement par l'excès de calorique qui s'échappe de notre corps pour se communiquer à l'air qui nous environne. En hiver, ce sont des précautions toutes contraires que nous avons à prendre; nous devons nous couvrir d'étoffes reconnues mauvaises conductrices de la chaleur; parce que la chaude évaporation qui se dégage de notre corps se maintient plus longtemps autour de nous et que nous pouvons lutter plus avantageusement contre le froid. L'expérience a démontré que les tissus de chanvre, de lin, étaient bons conducteurs du calorique, par conséquent convenables pour la confection des vêtements d'été ; que la laine, le coton, la soie, les fourrures qui jouissent de propriétés contraires doivent nous servir pendant l'hiver.

— La couleur du tissu importe-t-elle ?

— L'expérience a encore démontré qu'un tissu de couleur noire ou brune absorbe les rayons solaires et qu'un tissu blanc ou de couleur claire les réfléchit. Vous souffrirez donc plus au soleil avec un vêtement noir qu'avec un vêtement de couleur tendre. Cette observation physique explique pourquoi les orientaux s'enveloppent de laine blanche sous leur ciel brûlant. »

Nous entrions dans le village de Varennes, lorsque M. Sophon finissait de parler. Comme les vêtements avaient fait le sujet de notre entretien, je considérai attentivement de quelle manière les Varennois étaient habillés. Leur tête était couverte d'un chapeau de paille à larges bords. Une blouse en toile et un pantalon de même tissu formaient leur habillement d'été. La plupart avaient les pieds nus chaussés de sabots légers.

Les femmes étaient aussi vêtues d'une manière simple et commode pour le genre d'occupation auquel elles se livraient. Toutes aussi étaient coiffées d'un grand chapeau de paille coquettement incliné sur un des côtés de la tête.

— Pourquoi, dis-je à M. Sophon, les habitants de Varennes portent-ils tous des chapeaux de paille?

— C'est d'après mes conseils qu'ils ont adopté pour l'été cette mode. Obligés d'être du matin au soir exposés aux ardeurs du soleil, il leur fallait un chapeau léger et qui pût protéger leur figure et surtout leurs yeux des rayons solaires. Cette coiffure est peu dispendieuse pour eux; car la plupart la confectionnent eux-mêmes, pendant les longues soirées d'hiver. Une casquette faite d'un tissu mince et de couleur claire, à visière s'avançant sur la vue, remplirait le même but; mais le chapeau ombrage la tête et la figure plus uniformément. » Quand M. Sophon eut terminé ce qu'il avait à faire à Varennes, nous reprîmes le chemin de Tachainville.

— La toile, lui dis-je, est-elle plus saine que le coton pour la confection des chemises, des mouchoirs?

— Autrefois le linge à l'usage de notre corps était de toile; mais depuis que l'on est parvenu à tisser le coton avec tant de perfection, on se sert indistinctement aujourd'hui de l'un ou de l'autre avec le même avantage. Je vous dirai même que je préfère la chemise de coton à celle de toile ; je la trouve plus chaude en hiver, et pompant mieux la sueur en été. A l'exception de leurs mouchoirs qui sont de coton, tout le linge des Varennois est de toile. Ils cultivent et apprêtent eux-mêmes le chanvre que leurs femmes filent en hiver et qu'ensuite, pour un modique prix, des tisserands convertissent en toile.

— Approuvez-vous, lui dis-je, l'usage des flanelles sur la peau ?

— Non, mon ami : une foule de gens s'enveloppent de laine comme un moyen préservatif contre les affections catarrhales ; je suis convaincu qu'ils sont dans l'erreur et qu'en couvrant ainsi leur peau, ils augmentent sa susceptibilité, son irritabilité. Prenez pour habitude de ne pas trop vous vêtir : en vous chargeant pendant l'hiver de vêtements trop chauds, vous

vous faites plus de mal que de bien. l'impression du froid sur notre économie, quand elle se trouve dans des conditions favorables, est salutaire; moins vous le redouterez, moins il sera dangereux pour vous. Gardez pour la vieillesse les caleçons, les camisoles de laine et tout cet appareil dont les pauvres frileux s'entourent. Je vois souvent des Varennois porter des pantalons de toile en hiver et s'enrhumer moins facilement que ceux qui se vêtissent beaucoup. Moins la peau est couverte en hiver, plus elle s'endurcit, plus elle perd cette dangereuse susceptibilité, cause de tant de maladies. L'homme qui n'a pas appris à supporter le froid est obligé, par les temps rigoureux, de se tenir renfermé dans des appartements fortement chauffés, au milieu d'un air qu'il appréhende de renouveler. Cet air brûlant, poussiéreux qu'il absorbe doit nécessairement sécher les tuyaux bronchiques, les irriter même et les disposer à cette affection si fâcheuse et si commune, connue sous le nom de rhume et de catarrhe. Le froid n'est pernicieux qu'autant qu'il arrête et répercute la transpiration du corps ou d'une partie seulement ; autrement son action, je le répète, n'a rien que de salutaire. Puisque nous en sommes sur la manière dont on doit se vêtir, je dois vous parler des soins qu'exigent les extrémités inférieures. La plus petite portion de notre individu doit fixer notre attention ; car dès l'instant qu'elle est négligée, elle peut devenir un foyer de maladies. Bien des gens ont la coupable manie de s'étrangler le haut de la jambe avec une jarretière soit pour arrêter leur caleçon, soit pour maintenir leurs bas ou chaussettes. Cette compression des veines superficielles gêne l'ascension du sang et le force à stationner dans ces vaisseaux. Les tubes veineux distendus, gonflés, forment ce qu'on appelle des varices qui plus tard engendrent des ulcères. Ayez donc soin, pour peu que les veines de vos jambes soient saillantes, de n'établir aucune compression; car ces vaisseaux augmenteraient de volume avec l'âge et vous prépareraient, dans vos vieux jours, de cruelles souffrances. Les souliers et les bottes doivent être faits d'un cuir souple et bien moulés sur la forme du pied; car, lorsqu'il est chaussé trop largement, il en résulte un frottement qui amène des durillons, des ampoules et des excoriations; lorsqu'il est au contraire étroitement renfermé dans le soulier, les doigts trop rapprochés les uns des autres deviennent douloureux par la marche et s'échauffent ou s'excorient. Ne soyez donc pas, sur ce point, esclave de la mode qui n'écoutant que ses caprices, invente des chaussures qui souvent n'ont pas le sens commun. Que la vôtre prenne bien votre pied et ne vous inquiétez plus si elle est large ou étroite du bout. En été, que votre chaussure soit souple et légère ; en hiver, qu'elle soit disposée de manière à vous garantir du froid et de l'humidité surtout. Quelques personnes emploient dans ce but une semelle de liége, de fourrure ou des doubles souliers ; d'autres ont recours aux sabots qui sont dans la campagne une chaussure convenable et économique. Lorsque les pieds transpirent, il est urgent de les laver et de renouveler souvent les linges qui les entourent. La malpropreté, à part ce qu'elle a de répugnant, entretient dans ces parties une humidité malsaine et une odeur désagréable. »

Éclairé par ces sages avis, je ne

voulus plus de gêne dans mes vêtements et j'imitai les fils de M. de Fosseuil qui, sans trop dédaigner les innovations du jour, n'en adoptaient que ce qui pouvait leur convenir. Quoique habillés avec recherche, ils n'avaient jamais cet air empesé et prétentieux qu'affichent ces hommes vains qui mettent toute leur gloire et leur mérite à faire valoir l'habileté de leur tailleur aux dépens de leur santé. Par suite des exercices corporels auxquels ces jeunes gens s'étaient toujours livrés depuis leur enfance, je m'expliquais l'heureux développement de leurs formes ; mais je me demandais comment M. Sophon avait pu arriver à ce résultat pour ses demoiselles. Maintes fois j'avais observé sur un grand nombre de jeunes filles ou femmes que j'avais eu occasion de rencontrer dans le monde, un défaut dans la taille qu'en vain la ouate s'efforçait de cacher. Je lui fis part un jour de cette observation.

— Comment voulez-vous, me dit-il, que ces jeunes filles dont vous parlez puissent être bien faites, soumises au régime de vie auquel on les habitue ? Il ne faut pas attendre l'âge de puberté pour songer à façonner la taïlle de votre enfant ; c'est un soin qui doit vous occuper dès son jeune âge. Si mes filles avaient été élevées comme tant d'autres, probablement qu'elles auraient aussi le défaut que vous signalez. Elles doivent l'heureux développement de leurs formes à la manière dont elles ont vécu. Si vous parcourez les promenades publiques, examinez toutes ces petites filles conduites par leurs mères ou leurs bonnes, et vous verrez comme elles sont généralement pâles et languissantes. A peine ces pauvres petites ont-elles atteint l'âge de sept ou dix ans, qu'on enclave leur délicate poitrine dans un dur corset pour empêcher, dit-on, que leur faible charpente ne dévie d'un côté ou d'un autre. Si ces enfants avaient été soumis dès le berceau à ce régime, à cette vie que j'appelle naturelle, douées d'une meilleure constitution, elles ne seraient pas dans la nécessité d'avoir recours à ce moyen presque barbare ; sans son aide la nature aurait complété son ouvrage. Si les mères n'employaient le corset que pour maintenir la taille frêle de leurs enfants rachitiques, elles seraient jusqu'à un certain point excusables ; mais elles l'imposent aussi pour celles-là même qui se portent bien. Que de jeunes filles ont altéré sans remède leur santé, en voulant se faire une taille plus fine que celle que la nature avait jugé convenable de leur donner. Absurdes préjugés ! Comment une mère prévoyante n'est-elle pas effrayée des suites fâcheuses d'une compression permanente sur une partie du corps qui a besoin de toute la liberté de ses mouvements ?

Les demoiselles de Fosseuil, élevées d'après les principes de leur grand-père, avaient toujours conservé cette belle santé que j'admirais. En aucun temps de la vie, elles n'avaient fait usage de corsets. Leurs robes, faites en forme de redingotes, se moulaient gracieusement sur leur poitrine, sur leur taille et en faisaient ressortir toute la beauté et la perfection. O vous ! charmante amie, qui avez reçu de la nature toutes les beautés du corps, pourquoi gêner les mouvements de votre poitrine par ce maudit corset ? pourquoi embarrasser de cet appareil ridicule une taille qui défie toute critique ? Lorsque vous vous penchez pour ramasser votre gant, avec cette espèce de cuirasse, comme votre corps semble se plier avec raideur ! Si vous voulez courir, comme votre respiration est gênée dans ses mouvements ! Si vous mangez avec un peu plus d'appétit, votre dîner vous étouffe, et c'est en brisant ce malheureux corset qu'on vous soulage. Perdriez-vous un de vos avantages physiques, si votre toilette permettait à votre corps des mouvements souples et gracieux ? Les femmes grecques et romaines, dont quelques artistes nous ont laissé de si beaux modèles, ne se servaient pas de cet appareil et l'on comptait parmi elles, probablement, beaucoup moins de bossues que parmi vous. Qu'une femme mal faite ne croie pas, par son corset et ses paquets d'ouate qui l'échauffent, dérober aux yeux l'imperfection de sa taille ; elle s'impose des souffrances qui ne tournent qu'à son préjudice. En s'enveloppant d'une robe lâchement attachée, son corps n'en serait que plus à l'aise et sa déviation peut-être plus sûrement voilée. »

CHAPITRE XII.

Lorsque M. Sophon partait de bonne heure pour Varennes, il restait quelquefois à déjeûner chez M. Béville, riche meunier de l'endroit. Je l'accompagnai un matin, désireux de visiter en détail le mécanisme ingénieux d'un moulin, et en même temps de faire connaissance avec l'excellente famille qui l'exploitait. M. Sophon fut accueilli par les gens de la maison avec cet empressement respectueux qu'il rencontrait partout. Nous surprîmes madame Béville occupée aux soins du ménage ; c'était une femme simple et gracieuse tout à la fois. Elle avait trois charmantes demoiselles qu'elle élevait d'après les principes de madame Sophon. Avant le déjeûner, M. Béville me fit voir en détail l'intérieur de sa belle usine qu'il faisait valoir avec intelligence et activité. A l'ordre et à l'excessive propreté qui régnait à l'intérieur et à l'extérieur de l'habitation, à la politesse et à la bonne santé des domestiques, il me fut facile de voir que les conseils de M. Sophon étaient là, comme ailleurs, exactement suivis. Madame Béville, parfaitement au courant des habitudes et des goûts de M. Sophon, avait préparé pour le déjeûner des œufs frais, du beurre, du miel, de la crême, du gâteau et pour dernier mets une tasse d'un excellent chocolat. L'eau était, comme chez M. Sophon, la boisson quotidienne de la famille. Après un moment d'entretien, nous nous séparâmes. De là, M. Sophon voulut me présenter à l'instituteur de la commune.

— Nous attachons une grande importance, me dit-il, à la manière dont les enfants de ce pays sont instruits, et le choix d'un instituteur est pour nous une affaire délicate. Enseigner à lire et à écrire, est une chose que tout le monde peut faire ; mais travailler à communiquer aux enfants des principes d'hygiène et de moralité, leur apprendre à devenir des hommes probes et travailleurs, leur faire aimer la pratique des vertus sociales, est une tâche plus grande et plus difficile, que pourtant nous sommes parvenus à remplir. Les Varennois, convaincus des avantages de l'instruction, se font un devoir d'envoyer leurs enfants à l'école, et là, sous la direction d'un excellent maître, ils apprennent à devenir ce que vous les voyez, polis, obéissants et ennemis de tout ce qui n'est pas honnête. Au catéchisme, le bon M. de Roquefeuille, en leur enseignant les principes de la religion, sait aussi leur faire connaître avec une bonté toute paternelle le respect qu'ils doivent à leurs pères et mères, et leur inspirer en même temps l'amour de l'étude. N'entendant que des leçons de morale, n'ayant devant les yeux que de bons exemples, comment voulez-vous que cette jeunesse n'ait pas horreur de tout ce qui est méprisable ?

L'école où se tenaient renfermés tous les enfants du pays était grande, spacieuse et bien assainie ; on ne respirait point, en y entrant, cette odeur désagréable qui s'échappe d'un endroit où une foule d'individus se trouvent rassemblés. Une croisée toujours ouverte, donnait un libre accès à l'air extérieur. Le maître était un homme de cinquante ans environ, d'une figure respectable et douce tout à la fois. Tous ses élèves, touchés du soin et du zèle qu'il mettait à les instruire, l'aimaient comme un père, et rarement il avait recours aux moyens de correction si ordinaires dans les écoles.

— Nous sommes heureux, me dit M. Sophon, de savoir nos enfants sous la surveillance d'un instituteur qui se livre avec tant de goût à l'enseignement de notre jeunesse, et qui fait tous ses efforts pour en faire par son exemple et par ses préceptes, de bons citoyens. »

Après nous être entretenus avec cet excellent homme sur les différents modes d'enseignement, nous le quittâmes. Je témoignai à M. Sophon le désir de voir cet hospice qu'il avait fondé, et dont M. de Roquefeuille m'avait parlé.

— Je le veux bien, me dit-il, puisque le temps me le permet. »

Et nous nous dirigeâmes vers ce curieux établissement qui était situé presque à l'extrémité du village. A peine étions-nous entrés dans la cour qu'une religieuse vint saluer M. Sophon.

— Eh bien! ma chère sœur, lui dit-il, nos pensionnaires sont-ils à travailler?

— Vous savez, Monsieur, répondit-elle, que les travaux des champs sont commencés et tous les hommes sont occupés. »

La première chose que l'on me fit visiter fut le jardin, qui me frappa par sa bonne tenue et le sévère emploi de son terrain.

— Avant de vous introduire dans l'intérieur de l'établissement, me dit M. Sophon, je dois vous faire connaître toutes les difficultés que j'ai eues à surmonter pour organiser cette maison. Désolé de voir chaque jour un si grand nombre de pauvres demander l'aumône à ma porte, je me mis en tête de détruire la mendicité, en donnant à ces malheureux un abri et du travail, afin de leur ôter tout prétexte de chercher leur pain. Après avoir bien mûri mon projet, j'en fis part au conseil municipal de ma commune, qui recula épouvanté devant les difficultés qu'il y avait à surmonter. Malgré leur grande confiance en moi, je ne pus les amener à partager ma conviction sur la possibilité de fonder un dépôt de mendicité. Voulant montrer qu'ils n'étaient pas des hommes de progrès et qu'ils s'effrayaient sans raison, aidé par ma famille, j'organisai cet établissement à ma guise. Sur un coin de ces quatre arpents de terre qui m'appartiennent, je fis bâtir sans grands frais la maison que vous voyez. Je fis venir deux religieuses, auxquelles je communiquai mon plan, et j'eus le bonheur de trouver en l'une d'elles une femme d'une haute intelligence, qui par sa fermeté, sa douceur et son activité me seconda admirablement. Quand nous eûmes disposé toutes les choses nécessaires pour ce nouveau ménage, je me mis à la recherche de pensionnaires. Il y avait dans le village deux vieillards encore vigoureux et jardiniers de leur état, je les fis venir et leur dis : Vous serez logés, nourris et habillés si vous voulez vous attacher à notre établissement ; mais tout le résultat de votre travail nous appartiendra. Ces deux vieillards, seuls dans leurs maisons, obligés de préparer eux-mêmes leur nourriture souvent mauvaise, furent enchantés de ma proposition, et en moins de deux mois ils ont remué cette portion de terrain, et façonné ce magnifique potager qui suffit, bien au-delà, aux besoins de la maison. Tous ceux de Varennes qui venaient demander l'aumême à ma porte étaient questionnés sur les causes qui les obligeaient à mendier, et sur la proposition qui leur était faite de leur procurer de l'ouvrage, les uns répondaient affirmativement, les autres d'une manière évasive. Ceux-ci je les renvoyais, ne doutant plus que j'avais affaire à des fainéants ; ceux-là je les retenais près de moi. De cette manière, j'ai pu réunir quinze hommes et sept femmes qui n'ayant ni asile, ni aucune ressource, ont accepté mes conditions que voici : ces hommes et ces femmes sont nourris et logés ; mais je les fais travailler, et tout ce qu'ils gagnent est mangé en commun, et personne n'est admis s'il ne veut contribuer par son travail au bien-être de la maison. Sur ces quinze hommes, trois sont âgés de cinquante ans et n'ont aucune infirmité ; l'isolement seul leur a fait accepter nos conditions. L'un d'eux même, n'ayant point d'héritiers, a fait don à notre établissement de deux arpents de terre qu'il possédait. Deux sont boiteux, mais peuvent travailler; un autre est sourd et muet, et les neuf autres sont là pour cause de vieillesse. Les valides sont loués à la journée ou à la tâche chez les cultivateurs du pays, et le produit de leur travail est perçu par la sœur qui en fixe le prix. Quelques-uns sont nourris par ceux qui réclament leurs services. Quant aux femmes, elles filent, vont à l'herbe et aux bois, et font en un mot ce qu'elles peuvent pour gagner le pain qu'on leur donne. Dans les commencements de l'œuvre, tous ces pauvres gens ne comprenaient guère mes raisonnements; mais depuis qu'ils sont mis en pratique, tout va on ne peut mieux, et pour beaucoup ils ne voudraient pas changer leur sort. Je leur ai fait comprendre que le travail est une vertu, que chacun ici-bas doit utiliser son temps et que celui-là seul est heureux, qui peut par son industrie se passer de la charité des autres. Les habitants de Varennes, qui ne se doutaient pas combien il était facile de mettre à exécution un projet qui leur paraissait d'abord si extraordinaire, favorisent cet établissement en venant demander le travail de ces hommes toujours à la disposition de ceux qui ont besoin d'ouvriers. Chacun même s'est imposé suivant sa fortune pour venir au secours de cette institution, et cette imposition se monte à 600 francs. La commune donne 100 francs, sous la condition que mes pensionnaires se chargeront de l'entretien et de la propreté des rues de Varennes. Un d'eux est continuellement occupé à enlever les boues, les fumiers, à balayer, nettoyer le devant des maisons, à ferrer les rues, sans que les habitants aient à s'en occuper. Un autre est attaché à l'église dont il prend un soin tout particulier; il reçoit pour ces services une petite gratification. En outre de la maison que j'ai fait construire à mes frais et que j'ai livrée toute garnie, je donne chaque année 1200 francs à l'établissement.

— Tout ce que ces braves gens gagnent, réuni aux donations qui leur sont faites, suffit-il pour les faire vivre?

— Oui, certainement, et nous trouvons même le moyen de mettre au bout de chaque année un peu d'argent de côté.

— Je conçois, dis-je à M. Sophon, que pendant l'été ces gens trouvent de l'occupation; mais pendant l'hiver, que font-ils?

— Les plus vigoureux battent en grange, ceux qui sont affaiblis par l'âge et les infirmités font des allumettes, des nattes, des paillassons; les femmes filent ou raccommodent leurs vêtements; chacun enfin s'occupe suivant ses forces. Pendant la froide saison, ils se réunissent tous dans l'étable qui est grande, spacieuse et bien aérée; ils s'y étendent chaudement sur la paille; de cette manière nous ne brûlons de bois que ce qui est nécessaire à la cuisine et pour la cuisson du pain. »

M. Sophon me fit ensuite visiter l'intérieur. Nous entrâmes d'abord dans les dortoirs. Comme je tâtais la mollesse de leurs lits :

— Ne croyez pas, me dit-il, que ce soient des matelas de crin. Ces toiles sont remplies de balles d'avoine bien nettoyées, de mousse et de feuilles de plantes odorantes. Chaque individu renouvelle tous les ans la fourniture de son matelas et quelquesıns ajoutent à la mousse des feuilles le menthe ou de lavande pour donner à leur couche une odeur agréable. Ce natelas est recouvert d'une paire de draps et d'une couverture. Cette couchette, quoique grossière en apparence, est bonne, saine et ces braves gens y dorment fort bien. » Le dortoir des femmes était disposé de la même manière. La pièce attenante était la cuisine, qui servait en même temps de réfectoire.

— Nos pauvres, me dit M. Sophon, font trois repas par jour. Le matin on leur donne de la soupe grasse et du porc bouilli ; le soir encore de la soupe et un plat de légumes ; à midi, un morceau de pain avec du fromage et des fruits. »

Comme nous sortions, je vis arriver deux femmes : l'une, appuyée sur un bâton, apportait un petit fagot d'herbes, c'était son troisième depuis le matin; l'autre apportait un fagot de bois mort. Nous visitâmes jusqu'à l'étable où se trouvaient des lapins et deux belles vaches nourries en grande partie par l'herbe que trois bonnes femmes, pendant la belle saison, allaient cueillir dans les champs, et par les fourrages cueillis dans le jardin. Je sortis émerveillé de ce que je venais de voir; quelles belles choses, me disais-je, peut établir un homme mu par de tels sentiments d'humanité! Non content d'avoir enseigné à tous les villageois placés sous son administration les préceptes d'une sage hygiène et d'une excellente morale, il a voulu aussi étendre ses bienfaits sur une classe de la société qui souvent se rend méprisable par mille défauts. Il est parvenu à grouper les mendiants de son pays et à les faire vivre de cette vie laborieuse et honorable que mènent tous les autres homnes. Digne vieillard, me disais-je, il n'est réservé qu'à Dieu seul de récompenser d'aussi généreuses actions!

— Vous ne voyez alors jamais de pauvres errer dans les rues de Varennes?

— Jamais, Monsieur, ils savent si bien qu'ils ne doivent rien trouver, qu'ils ne s'y présentent même pas. »

Comme nous retournions vers Tachainville, par un chemin que je n'avais pas encore parcouru, j'aperçus à quelques pas de nous une petite habitation devant laquelle se tenait assis un individu regardant une chèvre qui paissait à quelques pas de lui. Je ne cessais de regarder cet homme encore jeune, à peine vêtu et dont la figure presque masquée par une épaisse barbe avait quelque chose de dur et de sauvage. J'en fis l'observation à M. Sophon qui me rassura en me disant qu'il était au contraire d'une humeur très-douce. Je priai M. Sophon de me donner quelques détails sur cette espèce d'anachorète.

— Vous irez vous-même le visiter de ma part et il se fera un plaisir de répondre à toutes vos questions. »

CHAPITRE XIII.

Me promenant un jour avec M. Sophon, je lui demandai quel moyen on devait employer pour conserver ses dents et les maintenir dans cet état de blancheur et de propreté si séduisant.

— On attache généralement, me dit-il, fort peu d'importance à la conservation de ses dents ; on n'en comprend la nécessité que lorsqu'on en est privé ou quand la douleur qui s'en empare vous oblige à les faire extraire. Un des premiers moyens à employer, c'est la propreté. Aussitôt que vous avez mangé, il faut avec le tuyau d'une plume faire disparaître toutes les parcelles d'aliments restées dans les intervalles qui les séparent. Les matières qui y séjournent s'altèrent promptement et peuvent donner à l'haleine une mauvaise odeur. Tous les matins, il faut les brosser, les laver avec un peu d'eau tiède que vous aromatiserez si bon vous semble. Par ces soins vous empêchez le tartre, espèce de matière calcaire, de se fixer aux dents et d'en détruire l'émail. Évitez de manger trop chaud et de boire ensuite trop froid. Ce passage brusque d'une température à une autre affecte douloureusement ces petits corps et contribue à gâter leur tissu. Veillez donc à ce que vos aliments et votre boisson soient à peu près d'une égale température. Malgré toutes ces précautions, vos dents se détérioreront si d'un autre côté vous négligez votre santé en général. Sachez, mon ami, que tout ce qui altère la santé, altère aussi les dents. Les excès, les mélanges si peu raisonnés dont tant de gens font abus, les mauvaises boissons que l'on préfère à l'eau pure sont autant d'agents qui tendent à ternir leur blancheur. Le lendemain d'un grand dîner composé de ces malheureux ragoûts qui introduisent en nous le germe de tant de maladies, voyez comme les dents sont enduites d'une substance agglutinative; comme la mastication réveille en elles une sorte de douleur; ainsi, le malaise général qu'on éprouve après ces sortes de dîners réagit jusque sur les dents. Examinez les personnes dont la bouche a de l'odeur, vous trouverez leurs dents jaunes et gâtées. Sont-ce ces petits corps cariés qui empuantissent l'haleine? Secondairement, c'est possible; mais dans le principe, non. Ce qui empuantit d'abord la bouche, c'est une sorte de putridité, résultat de mauvaises digestions, qui, partant des voies digestives, décompose et corrode à la longue l'émail des dents. Ce que je vous dis est tellement vrai que les personnes à haleine forte souffrent habituellement de l'estomac. Une cause encore de destruction pour les dents, c'est la mauvaise eau. Une eau chargée de sels de chaux est malsaine pour l'estomac et par conséquent l'est aussi pour les dents. Ainsi, usez donc toujours d'une eau de rivière qui soit douce et aérée ; ne buvez de l'eau de puits ou de fontaine qu'après vous être assuré qu'elle ne contient point de substances malfaisantes. Je vous le répète, prenez le genre de vie que vous voyez adopté parmi nous. Retranchez de votre cuisine toutes ces sauces plus mauvaises les unes que les autres et ne tolérez sur votre table, pour l'usage ordinaire, qu'une bonne eau au lieu de vin ou de ces boissons fermentées qui ne font que vicier vos humeurs et préparer pour votre vieillesse une foule d'infirmités. Votre estomac n'étant jamais irrité, produira toujours un excellent chyle, et votre constitution n'étant jamais chagrinée par l'absorption de substances irritantes se maintiendra toujours dans un parfait équilibre. Ce que je vous dis pour les dents, je vous le recommanderai pour les cheveux. L'individu dont les digestions sont mauvaises éprouve de continuels maux de tête, et ses cheveux ne tardent pas à tomber. Celui dont les digestions sont habituellement bonnes les garde avec leur couleur primitive d'autant plus longtemps qu'il aura fait moins d'excès.

— L'homme de cabinet dont le cerveau est constamment tendu vers de grandes conceptions doit les perdre plus tôt ?

— Détrompez-vous, mon ami, l'homme est organisé pour le travail intellectuel, comme pour le travail physique. Il y a de grands penseurs qui conservent leur chevelure aussi longtemps que l'homme à imagination nulle. Si la tête se dépouille de bonne heure, c'est parce qu'elle souffre continuellement et non parce qu'elle travaille beaucoup. Les peines vivement senties amènent la chute des cheveux, c'est vrai, mais un chagrin est une souffrance morale qui a sur notre corps le même effet que la souffrance physique. Les cheveux comme les dents ont besoin de propreté pour leur conservation. Tous les jours ils doivent être peignés, brossés. Si l'on négligeait ce soin, surtout chez les enfants, la poussière se joignant à la secrétion produite par le cuir chevelu formerait un mastic sale, odorant, qui gênerait leur développement et occasionnerait de vilaines maladies de tête.

— Approuvez-vous ces corps gras parfumés dont on les imprègne?

— Dès l'instant que ces cosmétiques ne contiennent aucun principe malfaisant, ils n'ont aucun inconvénient; mais une tête proprement tenue porte avec elle une espèce de parfum, et l'homme qui jouit d'une belle santé, qui se tient propre, n'a pas besoin de se couvrir de senteur. Si vos cheveux blanchissent avant le temps, si leur couleur naturelle est autre que celle que vous désirez, ne soyez pas assez insensé pour oser les colorer suivant votre goût : une telle action est plus que ridicule, elle est folle. Quant à la barbe, elle exige, si elle est longue, les mêmes soins que les cheveux. Si, pour vous raser, vous êtes obligé d'avoir recours à une main étrangère, ne souffrez pas que le rasoir qui aura servi à d'autres passe sur votre figure; car s'il était sali par des humeurs dartreuses ou syphilitiques, il pourrait vous les inoculer. Ayez des rasoirs et qu'ils vous soient d'un usage particulier. »

M. Sophon avait, malgré son grand âge, conservé une partie de ses dents; elles n'avaient plus la blancheur de leur jeunesse, mais elles étaient remarquables par leur propreté. Aussi l'haleine de ce vieillard qui se portait si bien était-elle aussi douce que celle de ses fils. Ses cheveux blancs, encore bien fournis, étaient entretenus avec le même soin. Ce qui me faisait croire qu'un régime doux a une grande influence sur les dents, c'est que les jeunes de Fosseuil et leurs sœurs, ainsi qu'un grand nombre de Varennois, les avaient tous d'une belle blancheur.

CHAPITRE XIV.

Comme il me tardait de connaître la manière de vivre de cet anachorète en blouse que j'avais vu, dès le lendemain, après le déjeûner, je me dirigeai vers sa demeure. Sa petite maison, perchée sur un terrain élevé, dominait toute la vallée, et jouissait d'un point de vue très étendu. Je le trouvai occupé dans son petit jardin ; je lui souhaitai le bonjour. Il me reconnut bien vite pour m'avoir vu la veille avec M. Sophon. Pour me donner un prétexte de visite et de conversation, je lui demandai s'il voulait me confectionner un paillasson, genre d'industrie dans lequel je savais qu'il excellait. Volontiers, me dit-il, et en même temps il sortit de sa chambrette un escabeau couvert d'un tissu de jonc, sur lequel il m'invita à m'asseoir. Après quelques autres questions, je l'amenai insensiblement à me communiquer les détails que je désirais savoir.

— Je suis enfant de mendiants, c'est vous dire que j'ai traîné mon premier âge dans la paresse, la malpropreté, les privations et que je n'ai jamais hanté que le mauvais côté de la société, où j'apprenais la science du voleur, du débauché et à maudire les riches ou ceux qui valaient mieux que moi. Dans mes courses vagabondes avec d'autres mendiants, j'appris à faire des paniers à pain. Avec ce semblant de travail, avec cette sorte de recommandation sur le dos, j'allais de village en village, et je ne me faisais aucun scrupule de dérober quelquefois à de pauvres familles les objets qui étaient à ma portée ou à ma convenance. Quand la faim me pressait, je quémandais sans honte le pain dont j'avais besoin. Un jour je frappai à la porte du vénérable vieillard avec lequel je vous ai vu hier.

— Pourquoi mendiez-vous, mon ami? me dit-il, en me considérant avec attention.

— Parce que j'ai faim et que je n'ai pas d'ouvrage.

— Dites que vous manquez de pain parce que vous fuyez l'ouvrage. Il disait vrai, je ne pus que balbutier une insignifiante réponse. Il me fit entrer sous un hangar et me fit servir une jattée de soupe que je dévorai; car j'avais réellement bien faim.

— Maintenant que votre estomac est satisfait, vous m'écouterez plus volontiers, me dit-il, et ce bon vieillard se mit à me moraliser avec tant de bienveillance, tant d'entraînement et tant de clarté que ce beau langage que je n'avais jamais entendu me causa une telle émotion que de grosses larmes tombaient de mes yeux. Il me fit entendre combien était vil et méprisable l'homme qui ne savait pas s'occuper dignement sur cette terre, combien était coupable l'homme plein de force et de santé qui comptait pour vivre sur le travail et la charité de ses semblables. Il me fit entrevoir par quels moyens faciles un homme de bonne volonté pouvait trouver ici-bas le bonheur et le contentement. Ces paroles m'impressionnèrent à tel point que je me sentis saisi par une sorte de vertige ; je pris les mains du vieillard que je baisai avec transport.

— Faites de moi ce qu'il vous plaira, lui dis-je, je veux être un autre homme, je sens combien je suis méprisable, je veux sortir au plus tôt de mon misérable état.

Presque étonné lui-même de l'effet de ses discours, M. Sophon me serra affectueusement la main et me conduisit chez un cultivateur de Varennes, où, au bout de six mois, j'étais devenu un intrépide travailleur. Après dix ans de service dans la même ferme, je me retirai avec 1200 francs d'économie. J'en pris une moitié pour acheter cette portion de terre, où moi-même j'ai bâti cette maisonnette. M. Sophon eut l'extrême bonté de me placer l'autre moitié. Mon temps se passe doucement à cultiver mon jardin, à soigner mes abeilles et mes chèvres. Du superflu que la Providence m'envoie, je retire encore chaque année une centaine de francs. Je dépense fort peu : voyez ma couche, elle est faite de mousse que je renouvelle chaque année, et sur ce lit, enveloppé d'une couverture de laine, je dors comme un bienheureux. Je lave moi-même le peu de linge que je possède et qui me suffit. En été, je vais les pieds nus; en hiver, je les chausse de bons sabots. Ma nourriture est fort simple : pour manger avec le pain que j'achète, j'ai le produit de mon jardin, de mes abeilles, de ma chèvre, et au bas de cette côte se trouve une claire fontaine où je vais, chaque matin, puiser l'eau qui m'est nécessaire. Que puis-je désirer de plus? N'ai-je pas cette douce et honnête liberté après laquelle tout homme aspire? Qui peut se vanter d'être plus heureux que moi? Je ne suis tourmenté par aucune ambition. J'ai l'estime et l'amitié de tout le pays : je ne sais pas lire dans les livres, c'est vrai; mais du matin au soir je lis dans les merveilles de la nature, j'assiste tous les jours au lever de ce bienfaisant soleil, et ce spectacle, Monsieur, me ravit toujours. Oh ! quand je compare ma vie présente, si honnête, si pure avec ma vie passée, si ignoble et si crapuleuse, je ne cesse de bénir le digne homme qui m'a mis sur le chemin de la paix et du bonheur. »

Pendant que cet homme parlait, je le considérais avec attention. Sa noire chevelure et sa longue barbe bien peignées ondulaient sur une sorte de tunique de toile qui lui servait tout à la fois de chemise et de vêtement. Cet habit quoique grossier était aussi propre qu'on pouvait le désirer. Je remarquai que ses pieds, ses bras toujours nus étaient lavés avec soin. Sa chambrette, où l'on ne voyait qu'un lit de mousse et un tapis de jonc jeté sur le sol, était soigneusement tenue. Ainsi, me disais-je, voilà un homme qui, affranchi de toute espèce d'ambition, vit content au milieu de sa pauvreté. Bien qu'il manque d'une foule de choses que nous considérons comme indispensables à la vie, il n'en est pas moins attentif à suivre les conseils que lui a donnés M. Sophon pour la conservation de sa santé. Il sait qu'un homme peut vivre sans souffrance en mangeant du pain, des fruits et du lait; il s'en contente et ne s'attache qu'à les choisir de bonne qualité. Etendu sur une mousse sèche et odorante, il dort avec plus de volupté peut-être que le riche inquiété, tourmenté par mille préoccupations. Il n'a point à craindre les affreuses maladies qui jamais ne troublent une vie simple, frugale et active comme celle qu'il mène. N'étant plus sous la domination du génie du mal, il ne connaît point d'ennemis; tous les Varennois, qui lui ont donné le surnom d'anachorète, sont pour lui autant de protecteurs. Je rendis compte de cette visite à M. Sophon, qui ajouta encore quelques détails sur la manière de vivre de cet homme qui comprenait si facilement le bonheur de la vie.

CHAPITRE XV.

Il y avait six mois que j'étais au milieu de la famille Sophon. Chacun avait une telle habitude de me voir que j'étais regardé comme un enfant de la maison. Je sentais que, pour mon bonheur, ma vie devait toujours être confondue avec la leur. Puis l'amour que je ressentais pour mademoiselle Marie devenait de jour en jour plus vif. Aimé de M. Sophon, chéri de ses enfants, je me décidai à toucher enfin la corde du mariage. Malgré mes dissipations, j'avais encore dix mille livres de rente ; je savais d'ailleurs que, sous le rapport de la fortune, M. Sophon n'était point homme à faire des objections. Il s'attachait aux qualités morales plutôt qu'aux questions d'argent. J'allai trouver M. de Roquefeuille et le priai d'entamer et de poursuivre cette négociation. Ce digne prêtre accepta la mission, et dès le lendemain je le vis au château. On me laissa ignorer quelque temps le résultat des pourparlers. Un matin, comme j'allais, suivant ma coutume, saluer M. Sophon et m'entretenir avec lui, il me dit enfin que mademoiselle Marie acceptait ma proposition. En apprenant cette nouvelle, ma joie fut extrême. Je me voyais pour la vie uni par des liens indissolubles à cette respectable famille, au milieu de laquelle j'avais trouvé tant de causes de bonheur. Je courus presser dans mes bras cette excellente jeune fille qui m'avait trouvé digne d'être son époux. L'époque de notre mariage fut fixée après la moisson qui devait commencer incessamment. M. de Fosseuil, qui voulait que toute sa maison partageât la joie de cette cérémonie, désirait être débarrassé des travaux les plus urgents. Sûr de mon alliance avec mademoiselle de Fosseuil, je ne me considérai plus dès lors comme étranger, mais comme un vrai membre de la famille, et je donnai un libre cours à toute la franchise de mon amitié. Alexandre et Emile n'étaient plus pour moi des amis excellents, mais des frères, et je ne savais comment leur témoigner tout le bonheur et toute la joie que j'en ressentais. En attendant le moment fixé pour la célébration de notre union, j'allai souvent avec M. de Fosseuil voir les moissonneurs.

— Vous devez, sans doute, lui dis-je un jour, compter un grand nombre de malades après la moisson? Des travaux aussi rudes entrepris par une si grande chaleur doivent amener quelques dérangements dans la santé de ces ouvriers?

— Ces indispositions, dont vous parlez, arrivent quelquefois, mais toujours par suite d'imprudences. Les ouvriers qui travaillent à la tâche, voulant terminer promptement ce qu'ils ont entrepris pour aller recommencer sur un autre point, et faisant plus qu'ils ne peuvent, se donnent des courbatures et sont obligés de garder le lit. Mais pour celui qui se met à l'abri des imprudences, ce travail, tout pénible qu'il vous paraît, n'est pas plus dangereux qu'un autre. Ils sont tous, comme vous voyez, vêtus très-légèrement, la tête ombragée par un large et léger chapeau de paille. Nous leur recommandons de ne point se laisser tourmenter par la soif. Près d'eux, sous l'ombre d'une gerbe de blé, est une énorme bouteille renfermant une eau légèrement spiritueuse et de temps en temps ils vont se rafraîchir.

— Cette eau ne leur fait aucun mal ?

— S'ils la buvaient très-froide et en grande quantité, elle aurait du danger ; mais en la buvant par petites gorgées ou en y ajoutant un peu de bonne eau-de-vie et mieux encore un tiers de café, comme nous le leur conseillons, cette eau devient une boisson convenable et capable de soutenir les forces que l'excès de chaleur énerve facilement. Ils n'attendent pas que la soif soit excessive pour venir se désaltérer, ils boivent peu et souvent. Quand ils quittent leurs travaux pour prendre leurs repas, nous les engageons bien à changer de chemises lorsqu'elles sont mouillées, de se couvrir de leurs blouses et de ne point aller se reposer sous un ombrage trop frais. Leur transpiration arrêtée amènerait bien vite des accidents. Tous nos ouvriers sont tellement habitués à prendre toutes ces précautions que vers l'heure de midi, où la chaleur trop forte les oblige à suspendre leurs travaux, vous les verrez tous se mettre en mesure. »

En effet, vers le milieu du jour, ils cessèrent de travailler, et quelques uns par trop mouillés changèrent de linge et, au lieu d'aller se mettre à l'ombre, s'étendirent sur des gerbes de blé tournant le dos au soleil. Après un léger repas, ils se livrèrent au sommeil, la tête soigneusement ombragée par une sorte de tente dressée à la hâte.

— Les travaux de la moisson ne sont pas les plus dangereux pour la santé des ouvriers, me dit encore M. de Fosseuil, ceux du mois de mars et d'avril sont plus perfides et demandent plus d'attention. La température, quoique attiédie par le souffle du printemps, ne permet pas encore de se débarrasser des vêtements d'hiver et le corps, gêné par ces étoffes de laine. ne tarde pas à transpirer. Surpris par cette sueur, le travailleur ôte ses habits et se met à l'aise. Tant qu'il est en mouvement il n'a rien à craindre, mais dès l'instant qu'il reste inactif, l'air frais arrête la transpiration et la santé est bientôt troublée. Toutes les fois qu'on travaille fortement, il ne faut point que les membres soient gênés dans leur mouvement par de grosses étoffes qui, en empêchant l'évaporation de la sueur, vous exposent au danger des maladies de poitrine.

— L'action du froid ne nous fait donc mal qu'autant qu'il répercute la transpiration de notre corps?

— Oui, mon ami, c'est ce que

l'expérience a constaté. Si un courant d'air froid agit sur une surface suante de la peau, peu de temps après des phénomènes morbides se manifestent.

CHAPITRE XVI.

La moisson rentrée et entassée dans les granges, on commença à faire les préparatifs nécessaires pour la célébration de notre mariage. Au jour fixé, toute la famille se rendit à l'église où M. de Roquefeuille nous donna la bénédiction nuptiale. Après la cérémonie civile et religieuse, il y eut un grand repas auquel furent invitées toutes les notabilités de Varennes. Tout avait été arrangé dans le parc pour procurer des plaisirs variés à tous les Varennois. Le soir, comme je me promenais avec ma nouvelle épouse, et que nous admirions la joie de tous les invités, M. Sophon me prit à part.

— Maintenant que vous êtes, par le fait d'une convention sociale et religieuse, rangé au nombre de mes enfants, je vous dois de nouveaux conseils qu'un père doit donner à son fils dans ces sortes de circonstances. Je ne vous entretiendrai point sur l'importance des nouveaux devoirs que vous venez de vous imposer; un homme qui a des sentiments nobles et élevés comme ceux que je vous connais n'a pas besoin d'instructions à cet égard. Je veux vous entretenir sur certains actes que le mariage rend légitimes. Lorsque vous êtes venu près de moi, mon ami, vous devez vous rappeler dans quel état fâcheux se trouvait votre santé, vous devez vous rappeler aussi que cette santé, dont vous désespériez, avait été en grande partie compromise par les excès auxquels vous vous étiez livré. Quand on est jeune, on n'écoute que sa vigueur ; au lieu de la ménager on l'use jusqu'à ce qu'elle soit épuisée ; on ne voit sa faute que quand la faiblesse, les maladies vous obligent à reporter vos pensées vers le passé. Que de remords alors vous assiégent ! Ah ! avec quel ménagement on se conduirait si une autre vie vous était donnée ! Si ce plaisir trop souvent répété ne détruisait encore que la santé, il serait peut-être dans la possibilité humaine de la refaire ; mais c'est qu'il affaiblit sans remède toute la partie morale de notre individu ; il anéantit nos facultés intellectuelles les unes après les autres ; en un mot, il nous énerve et nous fait quitter le sceptre pour la quenouille. Mon fils, ne compromettez point de nouveau cette santé que vous avez retrouvée au milieu de nous ; ménagez vos forces, et ce plaisir que vous allez goûter, et qui ne semble fait que pour la jeunesse, vous sourira encore dans un âge très-avancé. En toutes choses, mon ami, jouissons doucement, c'est le moyen de jouir plus longtemps. »

Ces conseils devenaient pour moi à peu près inutiles. Instruit par l'expérience des funestes effets des abus de ce plaisir, je m'étais bien promis de vivre avec une extrême réserve et d'éviter tout ce qui pourrait porter atteinte à ma santé, qu'à mon grand étonnement j'avais pu ressaisir. Oui, il était bien vrai que l'affaiblissement de ma constitution était dû à cette sorte d'excès auquel je m'étais livré sans discernement. Entraîné par d'imprudents amis, à quelles sottises ne m'étais-je pas livré ! Que de fois je m'éveillai le corps las, fatigué, comme si j'eusse fait la veille une longue course ! De mon cerveau, épuisé par des surexcitations inutiles, s'échappaient des idées tristes et mélancoliques et, pour sortir de cette souffrance morale, je me sentais encore obligé de recourir à de nouveaux excès.

Mon union avec mademoiselle de Fosseuil n'était point le résultat d'une affaire d'intérêt ni de convenance, mille qualités physiques et morales l'avaient provoquée et un amour sage et réfléchi la cimenta. En épousant mademoiselle de Fosseuil je savais que je m'adjoignais une compagne dont les excellentes vertus m'aideraient à vivre heureusement ici-bas. Le mariage, je le sais, est aux yeux de bien des gens une véritable puérilité ; mais pour moi, une alliance qui doit confondre deux familles, qui doit enchaîner par des liens indissolubles deux individus qui peut-être ne se sont jamais vus, est de la plus grande importance sous une foule de rapports. L'homme qui ne s'attache point à connaître les perfections ou les imperfections de celle qu'il recherche et qui ne voit derrière elle que la somme d'argent qu'elle apporte, et la femme qui ne voit dans son prétendant qu'une industrie plus ou moins lucrative, courent de grands risques! Un ménage qui n'a pas pour lien un échange de sentiments affectueux et qui ne repose que sur des piles d'écus, ne connaît point le bonheur et s'ébranle ordinairement au moindre choc. Ces mariages deviennent autant de causes de maladies. L'indifférence qui règne entre les deux époux, le manque d'égards qu'ils ont l'un pour l'autre, cet esprit de contrariété qui domine partout, fait verser bien des larmes, tient le système nerveux dans une irritation continuelle et la souffrance morale et physique ne tarde pas à naître chez la femme, cet être faible et aimant qui au lieu d'affection et de bienveillance ne trouve dans son mari que froideur et rudesse. Une bonne union est au contraire une source de santé où viennent se noyer les peines et les chagrins que dans notre état de société on rencontre à chaque pas. Pour me rendre digne de la confiance de M. Sophon et de la préférence que m'avait accordée mademoiselle de Fosseuil, je devais faire tout ce qui dépendrait de moi pour lui procurer dans mon intérieur cette vie douce qu'elle quittait. Marie, instruite par son père des devoirs qu'elle avait à remplir, se montrait toujours docile à ma volonté et si elle avait quelques observations à me présenter, elle le faisait avec une douceur, une touchante éloquence qu me rangeait toujours à ses avis. Nous restâmes encore un mois à Tachainville et, vers la fin d'octobre, les vendanges étant finies, toute la famille alla passer l'hiver à Paris, où M. et madame de Fosseuil vinrent nous rejoindre peu de temps après.

CHAPITRE XVII.

Je revis cette grande ville avec un extrême plaisir, mais avec une santé tout autre que celle que j'avais lorsque je la quittai au mois de mars. Les amis nombreux qu'avait M. Sophon vinrent le visiter aussitôt qu'ils apprirent son arrivée. Plusieurs lui étaient attachés comme moi par la reconnaissance ; il avait guéri l'un ou maintenu la santé de l'autre par ses bons conseils. L'amitié dont je le voyais entouré à Paris était aussi sincère que celle dont j'avais été témoin à Tachainville. Qui n'aurait point aimé M. Sophon ? C'était un homme si véritablement bon, si affable, si humain qu'on ne pouvait le voir deux fois sans ressentir pour lui un vif attachement. L'hôtel qu'il habitait était situé près le jardin du Luxembourg dans une rue large et peu fréquentée. Je trouvai dans cet hôtel toutes les dispositions hygiéniques que j'avais observées à Tachainville. La façade principale regardait le midi, et les chambres étaient grandes, bien aérées et avaient des vues sur le jardin. L'appartement qui nous était destiné, se composait d'une grande chambre à coucher à deux lits, de deux cabinets de toilette et d'un petit salon. Partout le confortable l'emportait sur le luxe. Comme l'hiver commençait à se faire sentir, des bouches de chaleur répandaient dans tout l'hôtel une douce et agréable température.

— Vous préférez donc, dis-je à M. Sophon, ces appareils calorifiques aux cheminées ?

— Oui, c'est une innovation heureuse sous bien des rapports. La chaleur que ces conduits convenablement distribués entretiennent, est partout la même et cette chaleur ne deviendrait funeste qu'autant qu'elle serait poussée à un très-haut degré ; dans les grands froids on ne dépasse jamais ici dix à douze degrés Réaumur. Séjournant au milieu d'une telle température, on ne saurait avoir froid et les bronches n'étant point desséchées par un air brûlant, peuvent sans inconvénient s'exposer à l'air extérieur. Une cause ordinaire des rhumes en hiver, c'est la chaleur excessive que beaucoup de personnes développent dans leurs appartements; cette chaleur est telle qu'elle va jusqu'à provoquer une déperdition de liquide à ce point qu'au milieu de cet air desséchant on éprouve à chaque instant le besoin de se désaltérer. Si dans cet état le froid du dehors agit brusquement sur vous, immanquablement vous restez enrhumé et vous vous prédisposez aux affections catarrhales. C'est donc une grande faute de trop élever la température de la chambre qu'on habite. Garantissez vos pieds du froid et de l'humidité surtout par de bonnes chaussures, et de la fraîcheur du sol par de bons tapis ; abritez votre corps par des vêtements de laine et si, malgré ces précautions, vous ressentez quelques atteintes du froid, remuez-vous un peu, ce moyen sera plus salutaire que de ranimer l'ardeur de votre foyer.

— Beaucoup de ménages se chauffent avec des poêles, cet appareil simple est-il préférable aux cheminées?

— Quand la pièce est grande, que le poêle est alimenté avec prudence, il est tout aussi sain qu'un feu de cheminée; mais beaucoup de personnes ne savent pas s'en servir, et trouvent dans son usage des causes fréquentes de maladies. Pour qu'un poêle fût sain, il faudrait qu'il fût en terre et continuellement entretenu à l'aide d'une petite quantité de bois dur; qu'un vase à large ouverture et rempli d'eau fût sur la tablette. Ainsi entretenu, il maintiendrait la température à douze ou quinze degrés. Lorsqu'au contraire un poêle est chauffé par boutades, à l'aide de bois blanc ou de charbon de terre, la chaleur excessive qu'il produit tout d'un coup, si la chambre est petite, dessèche la poitrine et altère vite la santé. Il est bien rare que les gens qui se garantissent du froid à l'aide d'un tel moyen, ne soient pas continuellement enrhumés et sujets aux maux de tête. Si ces personnes séjournent longtemps dans cette atmosphère, leur teint ne tarde pas à changer et à prendre tous les caractères de la souffrance. Quand l'habitation est petite, il vaut mieux se servir d'un feu de cheminée, parce que celui d'un poêle, quoique poussé modérément, transforme votre chambre en une véritable étuve. Les poêles de fonte, qui malheureusement se propagent dans les campagnes à cause de leur solidité et de leur bas prix, sont des appareils de chauffage très-malsains. Ils s'échauffent très-rapidement, et se refroidissent de même. Inutile de vous avertir du danger de se chauffer avec le charbon ou la braise d'un fourneau placé au milieu d'une chambre. Tout le monde sait que la partie vivifiante de l'air étant absorbée par l'action du feu, il ne reste plus qu'un air impropre à la vie et qui vous tue. Dans les campagnes, on a l'habitude de passer l'hiver dans les étables; ce n'est point un séjour insalubre, si cette étable est grande, propre et largement éclairée. Mais ceux qui veillent dans des caves s'exposent, par l'air humide et frais au milieu duquel ils se trouvent, à contracter des douleurs rhumatismales. Que de causes, vous voyez, peuvent, pendant les froids, amener ces rhumes opiniâtres qu'on a tant de peine à combattre, et qu'il serait si facile d'éviter en prenant les précautions que le simple bon sens vous prescrit. On attache peu d'importance à un rhume, on néglige d'y porter remède, il ne faut cependant pas ignorer qu'une toux souvent répétée amène des désorganisations graves qui se font sentir dans un âge plus avancé. »

Toutes ces petites précautions qui contribuent au bon état de la santé, étaient tellement passées en habitude dans la maison de M. Sophon, que chacun les observait, comme si elles lui eussent été naturelles. Aussi ne voyait-on presque jamais régner dans cette maison ces maladies épidémiques qui, chaque année, indisposent dans Paris un si grand nombre d'individus. Au retour de M. et de madame de Fosseuil, une grande soirée dansante fut projetée à l'occasion de notre mariage. Les spacieux salons de M. Sophon lui permirent d'inviter ses nombreux amis, sans qu'ils eussent à souffrir de la gêne qu'occasionnent ordinairement ces grandes réunions. Comme il voulait qu'on trouvât chez lui du plaisir et non des germes de maladies, il disposa tout en conséquence. Trois grandes pièces furent mises à la disposition des invités. La plus grande fut destinée à la danse ; le billard et les différentes tables de jeu furent dressés dans les deux autres. Une chaleur modérée était répandue dans ces salons attenant les uns aux autres, et les appartements inutiles furent fermés avec soin, pour qu'aucun courant d'air ne pût s'établir. Les murailles n'étaient point surchargées de faisceaux de lumière, luxe inutile et dangereux, si l'on réfléchit que chaque bougie est une bouche qui réclame et vous dispute sa portion d'air. La danse était posée, décente. Pendant les longs intervalles qui séparaient les quadrilles, on se livrait à la conversation ou à d'autres amusements Les boissons rafraîchissantes préparées avec soin n'avaient point ce froid saisissant et dangereux, qu'on savoure avec un plaisir perfide. Leur température était à peu près la même que celle des salons au milieu desquels nous nous trouvions. Le petit souper qui fut servi au moment du départ, se distinguait par sa délicatesse et l'élégante disposition des viandes, des petits gâteaux et des fruits secs qui le composaient. Vers minuit, chacun se retira. Toutes les jeunes filles ou femmes que j'avais remarquées à cette soirée et qui toutes, pour la plupart, suivaient plus ou moins régulièrement les conseils que M. Sophon avait eu occasion de leur donner, paraissaient avoir une bonne santé; mais la fraîcheur d'aucune d'elles n'égalait celle de Marie.

CHAPITRE XVIII.

Chacun de nous reprit bientôt toutes ses petites habitudes. M. Sophon n'ayant plus de jardin à cultiver, s'occupait de lecture ou de petits travaux de menuiserie. Emile fréquentait les ateliers des grands maîtres, pour se perfectionner dans l'art de la peinture qu'il aimait passionnément. Ces dames passaient leur temps à des lectures agréables et instructives, à quelques travaux d'aiguille, ou à étudier pour le soir quelques productions musicales nouvelles, ou enfin à rendre les visites qu'elles recevaient. N'ayant plus autour de nous les magnifiques promenades des environs de Tachainville, lorsque le temps le permettait, nous parcourions en famille quelques allées du jardin du

Luxembourg. D'autres fois nous poussions notre course jusqu'au jardin des Tuileries, aux Champs-Elysées ou sur les boulevarts, évitant toujours les passages et les endroits où la foule par caprice se plaît à s'entasser, et qui deviennent dangereux pour une femme, par les chocs violents qu'elle peut y éprouver. Continuant mes études sur l'histoire naturelle, j'allais souvent avec Alexandre au Jardin-des-Plantes soit pour visiter le musée, soit pour y écouter les leçons d'habiles professeurs sur des sujets qui pouvaient nous intéresser. L'étude avait pour moi tant de charmes, que les heures que je lui consacrais s'écoulaient avec une étonnante rapidité. Le soir, plusieurs personnes venaient se joindre à nous et nous partagions agréablement notre temps entre la conversation et le jeu. Parmi les habitués de nos soirées, je remarquai un homme dont la figure franche et distinguée me plaisait beaucoup, il occupait une des premières places dans une importante administration. Sachant que les occupations de cet homme prenaient tous ses instants, et remarquant que malgré la privation des distractions que procure la promenade, sa santé paraissait excellente, je m'informai un jour comment il se faisait qu'obligé de passer sa vie dans un bureau, il se portât si bien.

— Je n'ai pas toujours eu cette santé que vous me voyez, me dit-il; grâce aux bons avis de M. Sophon, ma constitution s'est améliorée, et bien que mes occupations soient les mêmes, ma santé s'est toujours très-bien maintenue depuis que je les mets en pratique. Je me lève habituellement à six heures; quelquefois plus tôt encore; après avoir bu un verre d'eau, je fais une petite promenade, ou je travaille dans mon cabinet, lorsque le temps y met obstacle. Je déjeûne fort modérément, et toujours d'après les principes de M. Sophon, que vous connaissez sans doute. Autrefois mangeant beaucoup et sans discernement, je sentais, en travaillant, ma tête pesante, douloureuse, et des migraines fréquentes m'obligeaient à rentrer chez moi. Depuis que je suis le régime que votre excellent beau-père m'a tracé, je n'éprouve plus ces inconvénients. Le soir, quand mon travail administratif est fini, je dîne bien, je me promène ensuite, et vers dix heures je me couche.

— Mais ce travail de cabinet doit vous échauffer, vous fatiguer?

—Lorsque je suis las d'être assis, je travaille debout ou je me promène de long en large dans mon cabinet, et ce petit exercice me fait du bien, me réchauffe les pieds et active ma circulation. La chambre que j'occupe, quoique petite, est saine, bien aérée, et en hiver j'ai soin de ne pas trop élever la température de l'atmosphère qui m'entoure. Autrefois, au lieu d'avoir un fauteuil à siége résistant, j'avais un siége moelleux et quand la fatigue me prenait, au lieu de me distraire, je me laissais aller à un sommeil perfide qui toujours m'engourdissait les sens et me rendait l'imagination paresseuse. Ce qui contribuait encore puissamment à déranger ma santé, c'est le mélange absurde que je faisais des aliments. Depuis que ma nourriture est simple, naturelle, que je fais usage de l'eau et que je ne me brûle plus le corps de café, de thé, de chocolat et de vin, je vous avoue que je me porte on ne peut mieux. » Je me rappelai qu'en effet M. Sophon m'avait dit qu'il fallait manger en raison des dépenses que faisait notre corps. L'ouvrier qui pendant douze heures emploie toutes ses forces à travailler le fer, le bois, la terre, etc., etc., a besoin d'une nourriture plus substantielle que le buraliste qui reste assis sur sa chaise des journées entières. Il est certaines autres professions qui, ne nécessitant pas un grand développement de forces, exigent que les ouvriers qui les exercent vivent sobrement, s'ils veulent se mettre à l'abri des gastrites et d'une foule d'autres maladies dont ils sont ordinairement les victimes. L'homme de lettres ne travaille bien que le matin, parce que les fonctions du cerveau n'étant point contrariées par celles de l'estomac, se font avec plus de perfection. Le travail intellectuel est toujours pénible et dangereux lorsqu'on s'y livre immédiatement après le repas. Si les hommes s'observaient et veillaient avec plus d'attention à leur santé, si difficile à rétablir quand une fois elle est dérangée, ils éviteraient toutes ces maladies qui moissonnent tant d'individus dans la force de l'âge. »

Le spectacle était encore une de nos distractions du soir, et ma femme aimait à y aller, d'autant plus souvent que c'était pour elle un plaisir nouveau ; mais nous évitions de nous y rendre les jours où la foule s'y donnait rendez-vous : le plaisir qu'on y prend est payé trop cher par la souffrance que vous impose l'air empesté qui vous y suffoque. Comme je savais que ma femme n'avait jamais été au spectacle avant son mariage, j'en demandai le motif à M. Sophon.

— Lorsqu'une jeune fille possède une belle santé, pourquoi la troubler par des émotions dont elle n'a pas besoin. S'il est des pièces morales, il en est d'autres, sinon tout-à-fait contraires aux mœurs, du moins fort légères ; et la santé, l'avenir d'une jeune fille courent de grands risques, quand elle prend goût aux gestes, aux paroles qui se débitent sur la scène. Croyez-vous qu'elle repose tranquille, après avoir assisté à quelques-unes des actions de la vie, que la passion intéresse et anime ? Son imagination impressionnée ne peut-elle pas, dans son sommeil, lui retracer tous ces tableaux ? et ces circonstances répétées ne tardent pas, je vous l'assure, à faire naître en elle des idées d'amour et de volupté. Adieu alors cette belle santé qui faisait votre orgueil. Elle languit et jaunit comme la plante dont la racine est atteinte par la sécheresse. Que de mères imprudentes sont cause, en effet, de l'état maladif de leurs enfants, en les traînant au théâtre, qui est une école où leur sont données d'habiles leçons de coquetterie et d'indépendance ! Un autre venin, qui en salissant l'imagination altère la santé de la jeunesse, c'est la lecture de ces romans, de ces pitoyables écrits qui, tournés et retournés de mille manières, n'ont toujours que des intrigues d'amour pour sujet. Sous le rapport moral, le spectacle devient moins dangereux pour une femme, une fois qu'elle est mariée; mais, sous le rapport de la santé, il a quelquefois des inconvénients. Les jours où vous aurez quelques amis à traiter, où vous dînerez plus copieusement que de coutume, gardez-vous d'aller, immédiatement après être sortis de table, vous asseoir au milieu d'un théâtre, où l'air n'a plus la pureté qui vous convient. Mangez peu, ou avancez l'heure du repas de manière que votre digestion soit presque terminée quand le moment du spectacle sera venu. Les gens qui sortent d'une bonne table pour aller à la comédie font une grande faute; car alors qu'ils ont le plus grand besoin d'un air vif, excitant, qui puisse aider le travail de l'estomac chargé plus que de coutume, ils vont se placer, s'entasser au milieu d'un air vicié par une foule d'émanations qui, loin d'activer la circulation du sang, la ralentissent ou lui communiquent un mouvement fébrile. Aussi que d'individus, qui ne prennent pas ces précautions, sortent de là atteints d'affreux maux de tête ou d'autres indispositions ! »

CHAPITRE XIX.

Toutes les fois que je me trouvais seul avec M. Sophon, soit à la promenade, soit dans son cabinet, je ne manquais point de m'informer de tout ce qui pouvait m'être utile. Flânant un soir dans un des plus beaux quartiers de Paris, je me plaisais à contempler la richesse des superbes magasins qui s'offraient sur mon passage, lorsqu'à ma grande surprise, mes yeux éblouis par la vive lumière qui y brillait, ne tardèrent pas à se fatiguer et à devenir douloureux. J'en fis l'observation à M. Sophon.

—L'œil, me dit-il, est un organe bien délicat, qui, pour être conservé intact jusque dans l'âge le plus avancé, exige bien des précautions. Si vous avez vu nos Varennois porter, pendant les chaleurs de l'été, des chapeaux de paille à larges bords, c'est autant pour se garantir les yeux que la tête des effets des rayons solaires ; et ces rayons sont d'autant plus à craindre, qu'ils sont réfléchis par un corps blanc. Si vous restiez quelque temps en face d'un mur blanchi, exposé à l'intensité du soleil, vous ne tarderiez pas à souffrir soit des yeux, soit de la tête. Aussi, est-il prudent de colorer d'une teinte grisâtre le côté de la maison qui regarde le midi, pour éviter les fâcheux effets du rayon d'incidence et du rayon de renvoi. Ce que je vous dis pour le soleil, je vous le répéterai pour toute lumière artificielle trop vive. Sous l'influence d'une grande clarté, la pupille, maintenue dans un état de contraction prolongée, devient bientôt douloureuse ; et c'est ce qui explique le mal que vous avez ressenti en regardant trop longtemps ces magasins si vivement illuminés. Certains rentiers, qui passent une partie de leur journée les yeux fixés sur leur foyer dont l'entretien est pour eux une sorte de distraction, ne doivent point être étonnés de contracter des ophthalmies ou des cataractes. Le gaz est fort bon pour l'éclairage des rues; il projette une lumière vive et toujours la même, ce qui n'est pas sans importance pour une ville tumultueuse comme Paris; mais dans un petit magasin, ce système doit avoir des inconvénients. Indépendamment du feu brillant qu'il fournit et qui fatigue la vue, le gaz, en brûlant, répand une odeur qui altère la pureté de l'air. Pour adoucir sa trop vive clarté, on doit la voiler par un abat-jour quelconque et renouveler fréquemment l'air vicié de l'endroit qu'il éclaire. Ce qu'il faut surtout que vous sachiez, c'est la manière dont vous devez vous éclairer pendant votre veille. Une bonne lampe, munie de son abat-jour et alimentée par une huile épurée, est de tous les moyens d'éclairage le plus simple et le plus convenable. La lumière, qu'on augmente au degré que l'on veut obtenir, est toujours la même, et l'huile en brûlant ne répand point d'odeur désagréable. Le suif, au contraire, exhale une fumée puante et assez abondante pour vicier l'air de votre appartement. A part cet inconvénient, la clarté vacillante que fournit la chandelle n'est jamais la même, et si vous oubliez de la moucher soigneusement, le dégagement de fumée grasse devient plus considérable et, par là, plus dangereux. Une bougie bien préparée est encore un excellent moyen d'éclairage. »

—Puisque nous en sommes sur la veille, dis-je à mon respectable grand-père, est-il salutaire de passer une partie de la nuit à travailler ?

—Si nous suivions l'ordre des choses naturelles, nous cesserions tous travail aussitôt que le soleil se couche ; mais puisque, dans une foule de circonstances, nous ne voulons pas nous soumettre aux lois de la nature, tâchons, tout en évitant de nous y conformer, et en vivant suivant notre bon caprice, de ne rien faire qui soit préjudiciable à notre santé. Ne veillez jamais, mon ami, trop avant dans la nuit. Rien ne fatigue plus le cerveau qu'un travail nocturne. Si vous aimez l'étude, au lieu de rester dans votre cabinet jusqu'à minuit, il vaut mieux vous coucher plus tôt et vous lever le lendemain de meilleure heure. Le travail de la nuit est si peu naturel que peu de personnes le soutiennent sans prendre préalablement quelques excitants du cerveau. Combien sont peu raisonnables ceux qui ont la funeste habitude de se coucher très-tard et de ne sortir de leur lit qu'à l'heure du déjeûner! Vous ne verrez jamais ceux qui contractent de telles manies vivre longtemps ni avoir une bonne santé.

— L'expérience a-t-elle fait connaître le nombre d'heures qu'il fallait consacrer au sommeil?

— Il est des individus qui se portent bien en ne dormant que six heures, d'autres qui sont mal à l'aise quand ils ne sont pas restés neuf heures au lit ; mais, règle générale, on ne doit pas dormir moins de sept heures ni plus de neuf. L'abus du sommeil vous énerve et vous dispose à l'embonpoint. Gardez-vous d'imiter la mollesse pernicieuse de certains riches qui ne dorment que sur la plume ou sur des piles de matelas. Au lieu d'éloigner d'eux toutes les causes de maladies, ils semblent au contraire courir au-devant de ce qui peut leur être funeste. Le corps, étendu sur une couche moelleuse et enveloppé de couvertures et d'édredons, transpire facilement, s'affaiblit, et la peau, par ce fait, devient très-impressionnable au froid. »

Les veillées, chez M. Sophon, se prolongeaient rarement au-delà de dix heures. Le salon était habituellement éclairé par une forte lampe munie d'un globe à demi-transparent et par diverses bougies garnies de petits abat-jour en papier vert ou bleu qu'on mettait à la disposition de ceux qui en avaient besoin. M. Sophon ne souffrait jamais que ces dames travaillassent le soir sur des tissus noirs ou sur d'autres objets qui demandent une grande application, et pour reposer leurs yeux il voulait qu'elles variassent leurs occupations. Ainsi, quand elles avaient fait un peu de tapisserie ou quelques points d'une couture facile, elles jouaient, lisaient ou faisaient un peu de musique. Vers dix heures, M. Sophon donnait le signal de la retraite, et à six ou sept heures en hiver, cinq ou six en été, chacun avait pris l'habitude de se lever. A Tachainville, pendant la belle saison, M. Sophon ne dormait guère que six heures ; mais vers midi, à cause de son grand âge, il faisait sa sieste. Souvent, fatigués par nos courses matinales et par la chaleur, nous faisions comme lui. Les diverses chambres à coucher étaient toutes grandes, aérées et situées au premier et au second étage. Les lits de ces chambres étaient tous d'une grande simplicité et à peine élevés au-dessus du sol. Une tenture soutenue par une flèche les abritait sans gêner l'accès de l'air. Les matelas, le traversin, les oreillers étaient rembourrés de crin ; et dans les grands froids, M. Sophon, malgré ses quatre-vingts ans, n'ajoutait à la garniture ordinaire de son lit qu'un couvre-pieds légèrement ouaté. Le lit de chaque chambre était placé de manière à ne recevoir aucun courant d'air, toujours perfide si pendant le sommeil il frappe une partie du corps en moiteur. Bien des gens, qui ne prennent pas ces précautions, se réveillent avec des douleurs qu'ils n'avaient pas la veille en se couchant. M. Sophon avait fait prendre toutes ces sages mesures aux habitants de Varennes qui avaient renoncé aux matelas de plume pour les remplacer par ceux de crin, de laine, de foin ou de mousse. Leurs lits, au lieu d'être étouffés dans une alcôve humide, où l'air arrive toujours difficilement, étaient simplement garnis de rideaux tenus toujours ouverts, et au bas de chaque couche s'étendait une natte de jonc dont le but était de garantir leurs pieds nus de la fraîcheur du sol.

— Est-il bien malsain, lui dis-je, de se coucher immédiatement après avoir mangé?

— Dans la campagne, beaucoup de gens ne font jamais autrement, et cette habitude ne paraît pas influer sur leur santé d'une manière fâcheuse. Pourtant, il est prudent de se coucher l'estomac vide, ou d'attendre que la digestion soit au moins bien avancée. Le sommeil est alors plus léger, plus parfait, plus réparateur en quelque sorte.

CHAPITRE XX.

Quoique persuadé que Marie avait été instruite par sa bonne mère de tous les petits soins dont elle devait s'entourer dans certains moments, je voulus, pour veiller plus sûrement à sa santé, savoir ce qu'il y avait à faire ou à éviter en pareil cas. Un jour, me promenant avec M. Sophon, je lui dis : — Chaque matin, ma femme se lave certains endroits du corps avec une eau à peine dégourdie. Ces ablutions, agréables dans l'été, ne peuvent-elles pas avoir des suites fâcheuses dans cette saison ?

— Mon ami, depuis son enfance votre épouse est habituée à faire sa toilette avec une eau fraîche. L'eau chaude, il est vrai, nettoie mieux, mais elle affaiblit, amollit les tissus et les rend plus impressionnables. Ce lavage, si indispensable et commandé par la propreté, doit être suspendu lors de l'écoulement menstruel. Pendant cette crise, dont la durée varie beaucoup, une femme prudente doit veiller à ce que rien ne vienne la compliquer. Cette hémorrhagie périodique est pour elle une source de santé et sa cessation une cause de maladie. Elle doit donc suspendre de ce côté toute lotion froide, éviter toute sortie, toute fatigue, et surtout fuir les émotions. Toute femme, considérée dans ces moments comme impure, doit être respectée. L'écoulement fini, elle doit se faire un devoir de se laver avec d'autant plus de soin, que c'est une sorte de matière humorale qui s'écoule par cette voie. » Comme M. Sophon parlait, nous rencontrâmes plusieurs jeunes gens munis de pipes et de cigares, et qui semblaient, faute d'autres distractions, trouver du bonheur à pousser de leur bouche des nuages de fumée. Désirant connaître ce que pensait M. Sophon de cette singulière manie, je le questionnai à ce sujet.

— Depuis longtemps, me dit-il, l'usage du tabac est introduit en France, et chaque année le nombre des consommateurs augmente. Est-ce donc une jouissance si agréable, si indispensable, pour que chacun doive se hâter d'en contracter l'habitude? En vérité, mon ami, il est difficile de se rendre compte du plaisir qu'on peut éprouver à respirer par le nez une poudre âcre et irritante qui provoque l'éternuement, une abondante secrétion des muqueuses nasales et une sorte de vertige ; car tels sont les phénomènes que détermine le tabac en poudre chez l'individu qui en fait usage pour la première fois. Si, malgré cette irritation locale provoquée par cette poudre, on persiste à vouloir en prendre, peu à peu le nez s'y accoutume, et tout le plaisir du priseur consiste à satisfaire ce besoin qu'il s'est créé. Mais son usage a-t-il des inconvénients, me direz-vous? Oui ; d'abord, en altérant la sensibilité des membranes du nez, il émousse le sens de l'odorat, fait naître souvent des productions morbides et imprègne l'individu qui prise d'une odeur forte et désagréable. La pipe a aussi des inconvénients qui ne sont compensés par aucun avantage. Le tabac est pour nous un poison si actif, que celui qui fume pour la première fois est pris de vertige, de vomissements, de céphalalgie, aussitôt qu'il en a aspiré quelques bouffées. Cet effet est prodigieux sur l'individu dont la constitution est nerveuse. Le tabac à fumer ou à chiquer provoque une abondante secrétion des glandes salivaires, et la perte seule d'un liquide si nécessaire à la mastication devrait faire renoncer à son usage. Il est certain aussi que la fumée de cette plante, qui contient une huile empyreumatique, doit avoir une influence fâcheuse sur les dents : c'est ce qui arrive toujours; car si vous examinez la bouche d'un fumeur, vous verrez que tous ces petits corps sont plus ou moins altérés, et que leur émail est d'une couleur sale et jaunâtre. Mais un des fâcheux résultats de la pipe, c'est la mauvaise odeur qu'elle communique à l'haleine. Car rien n'est plus fétide, le matin, que la bouche malpropre d'un fumeur. Autant que possible, mon ami, ne contractez point de telles habitudes ; ce sont autant de besoins tout-à-fait inutiles et même dangereux que vous vous créeriez, et si quelques circonstances de la vie vous mettaient dans l'impossibilité de pouvoir les satisfaire, à quelle souffrance seriez-vous exposé ! »

Que de fois alors je me rappelai avoir troublé ma digestion en m'épuisant à fumer des cigares pour imiter d'autres jeunes gens aussi imprudents que moi.

M. Sophon étendait ses bienfaits non-seulement sur les pauvres de Varennes, mais aussi sur ceux de Paris. Il était heureux toutes les fois qu'il rencontrait une famille indigente et qu'il pouvait l'amener à goûter ses principes d'hygiène et de morale.

Pour arriver à ce but, il avait fait construire dans son quartier une vaste maison dont toutes les chambres étaient à la disposition des familles peu riches, moyennant une faible rétribution.

— Conseillez-vous à vos locataires, dis-je un jour à M. Sophon, le régime simple que suivent les habitants de Varennes?

— Leur régime est le même, me répondit-il, sauf quelques légères modifications. Comme ils ne trouvent point dans les rues de Paris l'air pur et fortifiant de la campagne, ils y suppléent, en quelque sorte, en aromatisant leur nourriture, en prenant pendant l'hiver, après le principal repas, soit une tasse de thé, soit une tasse de camomille ou de menthe et, pendant les grandes chaleurs de l'été, en se permettant un peu de bon café. Quant au vin, ils en usent d'autant plus rarement que le bon, à Paris, est fort cher, et que celui qui est à leur portée est généralement de mauvaise qualité. »

Plus tard j'eus l'occasion de voir par moi-même avec quelle admirable simplicité ces honnêtes familles vivaient. Mon excellente et bonne épouse avait confectionné dans ses moments de loisir un vêtement de jeune enfant. Porteur du modeste cadeau, je pénétrai avec Marie dans l'intérieur du ménage où elle devait déposer son offrande. Je crois sentir encore le parfum de propreté qui régnait dans la chambre de la jeune mère que nous trouvâmes occupée à des travaux d'aiguille. Il faisait froid : devant un petit feu de bois et de charbon de terre étaient assis deux beaux enfants ayant toute l'apparence d'une robuste santé.

— Comment faites-vous, dis-je à

cette jeune femme fraîche, jolie et propre jusqu'à la coquetterie, pour conserver cette riche santé au milieu de l'air de Paris ?

— En nous administrant avec simplicité et salubrité, me dit-elle, les choses indispensables au bien-être de la vie. Nous habitons, vous le voyez, un logement parfaitement assaini, et que je tiens le plus proprement qu'il m'est possible. En hiver, j'y entretiens une douce chaleur ; en été, une agréable fraîcheur : notre nourriture est fort simple. Le matin, nous déjeûnons avec des légumes qui varient suivant les saisons. Mon mari, qui travaille, ajoute un peu de viande à ces légumes, et boit quelquefois après son repas, une tasse de camomille à laquelle il mêle une cuillerée à café d'eau-de-vie. Cette boisson, le thé des pauvres, lui tient lieu de vin dont il n'use pas, ou du moins fort peu. Vers le milieu de la journée, mes enfants mangent un peu de pain, des fruits ou autre chose, et le soir une bonne soupe est encore le principal plat de notre dîner.

— Combien gagnez-vous par jour?

— Nous gagnons de trois à quatre francs.

— Avec cette faible somme vous pouvez subvenir aux besoins de votre petite famille?

— Oui, Monsieur, et nous pouvons encore chaque année faire des économies. Avec un peu d'intelligence, de l'ordre et de l'activité on fait bien des choses dans un ménage. Si mon mari allait le dimanche enfouir une moitié du produit de sa semaine dans les cabarets de la barrière; si mes faibles gains étaient absorbés par les exigences de ma toilette, non, Monsieur, cette faible somme ne suffirait pas; mais mon digne époux comprend ses devoirs, comme moi, Monsieur, je sais comprendre les miens. »

En prononçant ces derniers mots, cette jeune femme releva la tête avec fierté.

— Vous êtes heureux ?

— Nous sommes parfaitement heureux ; nous prions Dieu tous les jours qu'il nous continue ces mêmes bienfaits. »

Je sortis émerveillé de tant de sagesse et de tant de vertu.

— Tous les ménages qui occupent cette maison, me dit Marie, sont tous aussi remarquables ; et ce que vous avez trouvé si digne d'admiration est encore l'ouvrage de notre bon père. Voyez ! tout en travaillant pour le public, cette jeune femme trouve le temps d'apprendre à lire à ses enfants, de confectionner leurs vêtements et jusqu'à leurs bas qu'elle fait avec des lisières. Quelle joie et quel bonheur, mon ami, pour un honnête et laborieux ouvrier, de venir le soir se reposer dans les bras d'une telle femme? Quelle différence entre cette vie si simple; si belle, et celle si ignoble et si crapuleuse que mènent ces malheureux ouvriers que la passion du vin déshonore et avilit; qui se plaisent dans la fange et l'affreuse misère, sans jamais regarder au-dessus d'eux pour y chercher des vertus qui rendent l'homme, aux yeux de ses semblables, si honorable et si digne!

— Ce petit ménage prospère, dis-je à Marie, parce qu'il y a de la santé; mais si quelque maladie, par suite d'imprudence ou d'accident, venait à fondre sur l'homme ou la femme, toutes ces économies, amassées avec tant d'ordre et d'amour, fondraient comme la neige au soleil.

— Non, mon ami, mon bon père a pourvu à tout. D'abord, leur genre de vie les met à l'abri de ces nombreuses indispositions qui retiennent souvent au repos tant d'ouvriers vivant mal ; mais, quand pourtant une maladie les met dans l'impossibilité de travailler, mon bon père a fondé une association de riches charitables, qui donne au ménage la somme d'argent que le mari gagne habituellement : de cette façon le petit dépôt reste intact : et le malade attend, sans découragement et sans aigreur, la fin de ses souffrances. Je ne pouvais taire mon admiration pour M. Sophon qui laissait partout sur son passage des traces d'une bonté si généreuse et si attentive.

CHAPITRE XXI.

Après avoir passé un hiver fort agréable à Paris, vers la fin de mars, nous songeâmes à retourner à la campagne. M. Sophon ne trouvait de vrai bonheur qu'au milieu de ses jardins où l'air était incontestablement plus pur et plus tonique que dans les rues de Paris. Puis c'était pour lui une grande jouissance d'assister au développement de la végétation. Comme la grossesse de ma femme commençait à être apparente, nous nous rendîmes à Tachainville à petites journées, dans la crainte que les secousses de la voiture, quelque douce qu'elle fût, ne déterminassent des accidents.

— On ne peut entourer de trop de précautions, me disait M. Sophon, la femme qui se trouve dans cet état. Dépositaire du fruit de son union, la femme ne s'appartient plus en quelque sorte et doit tout faire pour mener à bien l'enfant qu'elle porte dans son sein. Dès l'instant qu'elle a conçu, elle doit renoncer à tout exercice, à toutes secousses violentes, à toute émotion vive, l'expérience ayant appris que le moindre ébranlement peut amener de fausses couches. Elle ne doit pas pour cela se priver de la promenade, ni suspendre les soins qu'elle doit au ménage. Un doux exercice est cent fois plus salutaire que l'inaction à laquelle se condamnent les femmes de la classe riche. Ce repos continuel engourdit les forces musculaires, et quand vient le moment du travail elles n'ont plus cette énergie nécessaire qui les aide si puissamment à se débarrasser du produit de la conception. Vous voyez Marie, votre femme, se conduire dans son état de grossesse comme elle le faisait auparavant. Seulement elle a renoncé à l'équitation et à toute espèce de jeux ou d'exercices qui l'obligent de courir ou de faire de grands mouvements. Les Varennoises, quoique habituées aux rudes travaux de la campagne, prennent aussi, dans cette position, de grandes précautions : elles vont encore à l'herbe, mais vous ne les voyez plus revenir le dos chargé d'énormes fagots. Les tristes exemples de femmes imprudentes les ont effrayées, et depuis ce temps, elles se conduisent avec plus de sagesse. Aussi voit-on dans Varennes peu de couches laborieuses, peu de ces accidents funestes qui, s'ils ne sont pas suivis de la mort, estropient souvent les malheureuses qui en sont les victimes. Dans les premiers mois de la grossesse, la femme doit éviter de se laver les pieds dans de l'eau trop chaude, de monter sur des ânes ou dans des carrioles ; elle doit descendre prudemment, lentement, les escaliers pour ne pas ébranler le fardeau qu'elle porte ; elle peut continuer ses soins de propreté, mais avec une eau à peine attiédie. Quant à sa manière de vivre, elle doit toujours être la même ; qu'elle suive les exigences de son appétit, mais qu'elle ne s'efforce point de manger davantage, par cela seul qu'elle est enceinte. Qu'elle s'attache à faire de bonnes digestions : un chyle doux, tonique aura une influence immense sur la bonne constitution de son enfant. Ah ! mon ami, doit-on être étonné de voir tant d'enfants qui naissent scrofuleux, rachitiques ou dans un état de langueur dont on a tant de peine à les tirer, quand on voit les pères et les mères affaiblis et prématurément vieillis par suite de leurs excès, de leur insalubre manière de vivre. Vous, mère, qui êtes si heureuse de sentir les tressaillements du nouvel être qui se forme en vous, et pour qui vous avez en réserve tant de caresses et tant de dévouement, vivez donc de ce régime doux et naturel dont je vous ai tant de fois parlé, et votre enfant, alimenté par un sang riche et doué d'excellentes qualités, naîtra, à votre grande satisfaction, avec tous les avantages d'une belle constitution. Si au contraire vous êtes continuellement en proie à ces souffrances chroniques, qui sont la conséquence inévitable de votre mauvaise manière de vivre, attendez-vous à mettre au monde un enfant qui ne vivra que pour souffrir. Qu'il serait facile de régénérer en quelque sorte notre société, si chacun était plus esclave du choix de ses aliments!

— Comment se fait-il que des mères, fortes et vigoureuses en apparence, produisent des enfants si maigres et si délicats ?

— Il faut, mon ami, en chercher la cause dans l'intérieur du ménage. Si vous saviez que de peines et de chagrins naissent d'une union qui n'est consolidée par aucun sentiment affectueux ; si vous saviez que de larmes brûlantes répand la malheureuse femme qui se trouve enchaînée à un homme qu'elle a mal compris, vous vous expliqueriez ces avortements, ces monstruosités, ces chétives créatures qui ne font qu'apparaître pour se plaindre et mourir. La souffrance morale a sur l'enfant dans le sein de sa mère, une influence plus fâcheuse que la souffrance physique. Si certains hommes étaient bien persuadés de ce que j'avance, leurs femmes, n'ayant jamais à supporter leur humeur tracassière et même tyrannique, leur donneraient une progéniture vigoureuse qui serait le prix de leur amabilité et de leur condescendance. L'enfant qui a été conçu et nourri au milieu des peines et des larmes, en ressent toujours les funestes effets. »

CHAPITRE XXII.

Je revis le château de Tachainville, où j'avais recouvré presque miraculeusement ma santé, avec une extrême satisfaction. J'aspirai avec plaisir l'air déjà parfumé par les bourgeons résineux des peupliers qui encadraient si majestueusement toutes les prairies environnantes.

— Il ne serait donc pas possible, dis-je à M. Sophon, de faire régner dans une grande ville cet air pur de la campagne ?

— Si un gouvernement se préoccupait de ce soin, me répondit-il, il serait certainement facile d'assainir parfaitement une cité quelqu'immense qu'elle fût ; mais il faudrait pour cela qu'il intervînt et présidât à la construction de chaque maison, pour qu'aucune des dispositions reconnues hygiéniques ne fût négligée ; qu'il veillât à ce que les rues fussent suffisamment élargies pour permettre à l'air et au soleil d'y pénétrer amplement. Promenez-vous dans certains quartiers de Paris, et vous verrez si l'on peut respirer un air pur dans ces rues étroites, bordées de maisons sombres et malpropres, dont le sol est toujours humide et fangeux. Si, à ces causes d'insalubrité, vous ajoutez ces profondes latrines où les excréments sont en décomposition depuis longtemps, vous serez étonné de ne pas trouver Paris encore plus malsain qu'il ne l'est réellement. Partout on s'occupe, avec lenteur il est vrai, de l'élargissement des rues et de leur propreté, partout on cherche à faciliter l'écoulement des eaux pluviales et ménagères ; mais une chose à laquelle on devrait songer, comme étant d'une utilité incontestable, c'est à la suppression de ces innombrables latrines dont je vous parlais tout à l'heure. Sachez, mon ami, que les trois quarts des maisons de Paris sont assises sur des foyers immenses de matières fécales en décomposition; que d'étage en étage se trouve une bouche par où des masses de gaz méphitiques se dégagent à chaque instant du jour et de la nuit ; que vous mangez, que vous dormez au milieu de cet air sali par ces désagréables émanations. Qui oserait se désaltérer avec l'eau sortie d'un puits creusé au milieu de ce terrain fangeux ?

— Par quel moyen les remplacer ?

— Tenez, quand vous aurez vu comment je m'y suis pris pour établir ici des communs, vous comprendrez facile ment mon projet. »

Dans l'épaisseur d'une des murailles de sa maison, M. Sophon avait fait pratiquer un petit caveau dont la porte s'ouvrait en dehors. Dans ce caveau se trouvait un tonneau de grandeur ordinaire et cerclé de fer auquel venait aboutir un gros tuyau en terre cuite qui servait de conduit aux matières.

— Quand ce tonneau, me dit M. Sophon, est plein, ce que l'on reconnaît facilement par la percussion, on le retire, on abaisse le couvercle qui ferme hermétiquement et on le transporte comme une tonne de vin à l'endroit où l'on veut qu'il soit vidé. De cette manière, les matières n'ont pas le temps de se décomposer, et leur vidange n'offre aucun danger pour les malheureux qui s'occupent de ce soin.

Dans mon hôtel à Paris, et dans celui de plusieurs de mes amis, les communs sont ainsi disposés, et ils se félicitent tous de cette heureuse innovation. Si toutes ces fosses profondes, dont la vidange est si dangereuse et si puante, étaient comblées et remplacées par un tonneau disposé comme celui que vous avez vu, quels foyers d'infection seraient détruits ! Ce qui contribue encore à assainir une grande ville, ce sont ces bouquets d'arbres jetés çà et là, et qui forment comme autant d'oasis où l'on aime à se reposer. »

CHAPITRE XXIII.

En compagnie d'une femme aimable pour laquelle je ressentais le plus vif amour, je passai à Tachainville des jours délicieux d'indépendance et de bonheur. Je revis ce digne M. de Roquefeuille, dont les conversations pleines de sagesse me plaisaient beaucoup. Une grande partie de la belle saison s'était écoulée, lorsque Marie ressentit quelques petits signes précurseurs d'un accouchement prochain. La grossesse, temps de douleur pour beaucoup de femmes, n'avait été pour ma chère Marie la cause d'aucune souffrance. Nous ne redoutions nullement l'heure de l'enfantement, bien persuadés qu'une constitution aussi forte et aussi heureusement développée que l'était la sienne subirait cette épreuve sans accident. Mais craignant que l'allaitement et les soins qu'exige un enfant ne fatiguassent ma femme, je voulais qu'elle se précautionnât d'une nourrice varennoise.

— Puisque les femmes de ce pays, lui disais-je, élèvent leurs enfants comme le demande ton respectable père, pourquoi ne pas leur confier l'enfant que nous devons avoir? Placé près de nous, nous irons le voir chaque jour; n'ayant point à t'occuper des soins minutieux qu'il réclame, ta santé n'en souffrira pas.

— Oh! mon ami, que me proposes-tu? Me séparer de mon enfant et charger une femme étrangère de l'élever! Tu supposes donc que je n'aurai nullement cet amour qui donne à une mère ce dévouement qui la rend sublime? Confier à d'autres ce présent que Dieu m'envoie, ce serait une lâcheté; ce serait l'exposer à une foule de dangers; car qui peut me garantir la probité d'une nourrice? Qui soutiendra, qui encouragera cette femme dans les soins que demandera mon enfant? Est-ce avec de l'argent qu'on développe chez les autres ce sentiment si noble de la maternité? cette source inépuisable de dévouement et d'amour? Est-ce avec de l'argent que je ferais taire plus tard les remords qui poursuivent toute mère qui, par sa négligence, a compromis la santé et la vie d'un être qui doit lui être si cher, en le confiant à des soins mal entendus? J'élèverai mon enfant, je le nourrirai de mon lait, parce que je sais qu'il est pur, qu'il a toutes les qualités voulues pour lui être profitable. Il sera près de moi, et je serai tout entière attentive à comprendre ses petits besoins. Mon bonheur sera d'être auprès de lui, de le contempler, d'éloigner de son berceau, si je le puis, par mon active prévoyance, les fâcheuses maladies qui voudraient me le ravir. Pour t'ôter toute idée de ne jamais mettre d'enfant en nourrice, nous irons nous promener à Varthy, où, pour beaucoup de femmes, l'état de nourrices est une spéculation ; et quand tu auras vu au milieu de quelles misères sont élevés ces pauvres petits êtres abandonnés de leurs mères, tu sentiras ton cœur se serrer ; et si tu aimes ton enfant, tu ne me demanderas plus qu'il soit confié à d'autres qu'à moi. »

Voyant la résolution de Marie arrêtée, je n'opposai plus de résistance à sa décision. Dans la nuit du 12 juillet, après deux heures de douleurs, elle mit au monde une charmante petite fille à qui nous donnâmes le nom de sa mère. Ce fut mon respectable grand-père qui la reçut dans ses mains, à la grande joie de toute la famille. Je ne chercherai point à décrire tout le bonheur que je ressentis en voyant ma femme si heureusement délivrée de son fardeau, en contemplant ce petit être sur lequel toute notre affection et tous nos soins allaient désormais se concentrer et qui devait resserrer plus étroitement encore le lien qui nous unissait! Que les larmes qui coulent dans de tels moments ont de douceur et de suavité! Ne sachant sur qui reporter la cause de la joie qui m'inondait, des bras de ma femme je passais dans ceux des personnes qui se trouvaient là. Entourée de soins purement hygiéniques, notre jeune mère fut en état de pouvoir se lever au bout de huit jours.

— Voyez l'immense avantage, me dit M. Sophon, de posséder une bonne constitution, toutes les fonctions de la nature, même les plus difficiles, s'exécutent parfaitement. Bien que ce soit son premier enfant, dont l'expulsion est toujours plus lente et plus douloureuse, à peine votre femme a-t-elle souffert quelques heures ; et comme l'enfant qu'elle vous a donnée, formée par un sang riche paraît elle-même vigoureusement constituée ! Oh! mon ami, réjouissez-vous, car tout a réussi selon nos désirs, et, sous l'influence du régime dont je ne cesserai jamais de vous vanter les immenses avantages, cette enfant ne fera que croître en forces et en santé. »

Madame de Fosseuil, ma belle-mère, qui tenait notre petit ange sur ses genoux, procéda à sa première toilette. Elle lava son petit corps avec une éponge imbibée d'eau tiède pour le débarrasser de toutes les mucosités qui le salissaient. Quand notre petite fille fut bien épongée et essuyée, on l'habilla d'une chemise et d'une camisole fendues par derrière et qu'on réunissait à l'aide de petits rubans ; sa tête fut couverte d'un bonnet léger. Quand elle eut été ainsi parée, on lui fit boire quelques cuillerées d'eau miellée, pour faciliter la sortie du méconium, ensuite on la posa dans son berceau.

— Je croyais, dis-je à M. Sophon, que la toilette d'un enfant demandait plus de temps et se composait d'un plus grand nombre de vêtements. »

— Je ne m'explique pas, me dit-il, que, dans un siècle de civilisation aussi avancé que le nôtre, il y ait encore des mères assez insensées pour emmailloter leurs enfants. Je ne m'explique pas comment leur amour maternel ne leur fait pas comprendre que ce moyen de les arranger est un moyen cruel et qui peut avoir sur leur constitution future la plus fâcheuse influence. A peine ce pauvre petit être est-il entré au monde, qu'il semble qu'on prenne plaisir à le tourmenter. On gêne le mouvement de ses petits bras par des vêtements étroits ; ses petites jambes, qui ne demandent qu'à se mouvoir, sont serrées l'une contre l'autre par un triple lange. On est tellement jaloux de sa liberté qu'on va jusqu'à attacher ses petites mains à sa poitrine. Comment le simple bon sens n'éclaire-t-il pas les mères qui hésitent encore à rompre avec d'aussi absurdes habitudes ? Ne serait-il pas plus rationnel de poser tout simplement sur une paillasse l'enfant dégagé de tous liens ? A mesure que ses forces s'accroîtraient, il pourrait lui-même les essayer, et croyez-vous que cette liberté à laquelle vous l'abandonneriez ne serait pas profitable à sa constitution ? Voyez avec quelle joie, quel bonheur, un petit enfant remue ses membres; quand pour le changer, on le débarrasse de ses langes! Comme il s'agite; comme le sentiment de bien-être qu'il éprouve épanouit sa petite figure; et vous-même, ô mère! n'êtes-vous pas heureuse de voir votre enfant qui semble par son sourire vous remercier du moment de jouissance que vous lui accordez? »

L'abolition du maillot avait été une des réformes que M. Sophon avait eu le plus de peine à établir à Varennes. Ces pauvres gens, qui n'avaient jamais vu faire autrement, s'imaginaient qu'ils étaient dans la bonne voie. Ce ne fut donc pas sans difficulté qu'il opposa cette heureuse innovation aux nombreux préjugés dont ils étaient imbus à ce sujet.

Ma femme étant complètement rétablie me rappela la promesse qu'elle m'avait faite de me mener à Varthy.

J'en revins le cœur navré de tout ce que j'avais vu. Nous trouvâmes des enfants dans la malpropreté la plus grande ; ils étaient étendus sur des paillasses humides et enveloppés dans des langes mal lavés et incomplètement séchés. Ceux qu'on démaillota devant nous, avaient les membres grêles et ridés; leurs petites cuisses étaient rouges, érisypélateuses, et au lieu de les laver avec une éponge ou un linge imbibé d'eau pour enlever ce qui les salissait, la nourrice se contentait de les essuyer grossièrement avec un épais lange. Ces pauvres petits êtres criaient de toutes leurs forces et la nourrice attribuant leurs cris à la malice, les réprimandait ou les pansait avec plus de rudesse. Toutes ces marâtres étaient elles-mêmes pour la plupart malpropres et vieilles ; leurs mamelles affaissées ne donnaient qu'un lait peu abondant et surtout peu nourrissant. Aussi tous ces petits êtres portaient-ils sur leur figure toutes les marques d'une alimentation insuffisante ou malsaine. Pourtant, en nous promenant dans les rues de Varthy, j'en remarquai quelques-uns dont la figure grosse et joufflue semblait indiquer une bonne santé.

— Malgré ce manque de soins, dis-je à ma femme, voilà cependant des enfants qui sont forts et vigoureux. »

— Oui, me dit-elle, une fois qu'ils marchent seuls, débarrassés du maillot et abandonnés à eux-mêmes, jouant du matin au soir en plein air, et soumis enfin à un régime plus naturel, une réaction survient quelquefois, et leur santé s'améliore; mais lorsqu'ils ont été mal commencés, la nature semble avoir de la peine à reprendre le dessus. Ainsi, voilà ce gros joufflu, qui nous regarde avec deux yeux étonnés, examinons-le, et je suis sûre que vous trouverez quelque chose que vous seriez fâché de voir à votre enfant. »

En effet sa tête mal peignée était couverte de maux en suppuration, son ventre était gros, et ses jambes grêles et un peu déviées.

— Ces enfants, mon ami, si chargés d'embonpoint ont toujours quelque indisposition : le moindre froid les enrhume, la moindre course les fatigue; vous ne trouvez plus chez eux la vigoureuse santé des enfants de Varennes. »

J'avouai alors à Marie que je n'avais pas réfléchi aux terribles conséquences auxquelles on expose un enfant quand on le confie à des soins étrangers. Je m'expliquai comment une véritable mère refuse de se séparer de ce bien si précieux, qu'aucune puissance humaine ne saurait lui rendre quand il vient à lui échapper.

— Je suis bien guéri, dis-je à M. Sophon à mon retour de Varthy, de l'envie de mettre mon enfant en nourrice ; l'état de misère dans lequel j'ai vu tous ces petits malheureux, m'en a fait voir tout le danger. Mais une mère qui ne pourrait pas, ou qui ne voudrait pas élever son enfant, par ménagement pour sa santé, ne pourrait-elle pas faire choix d'une bonne nourrice et l'avoir auprès d'elle ?

— Ce moyen, me répondit-il, offrirait peut-être plus de sécurité, mais que de choses à dire ! Cette femme que vous aurez choisie parmi cent et qui aura l'approbation de votre docteur, vous offrira-t-elle toutes les garanties désirables ? Se soumettra-t-elle au régime doux et sobre qui convient à une nourrice ? Sera-t-elle active ou nonchalante ? Sera-t-elle d'une humeur douce ou acariâtre ? Aura-t-elle toute la patience qu'exige un petit enfant? Enfin, mon ami, aura-t-elle cette retenue, cette moralité dont vous sentez toute l'importance? Si votre femme ne voulait pas nourrir son enfant de son propre lait, je lui conseillerais d'avoir une chèvre qui, lâchée du matin au soir dans le parc, brouterait les herbes qui lui conviendraient. Cette bête, abandonnée à elle-même, presque à l'état sauvage, au milieu d'une excellente pâture, fournirait un lait exquis et abondant. Voilà, suivant moi, le meilleur moyen qui puisse remplacer une mère qui ne veut pas allaiter son enfant. La chèvre est un animal d'une santé ordinairement robuste et de peu de dépense, et son lait, quand elle est bien nourrie, donne toute la sécurité possible, et vaut bien celui d'une femme dont le sang est appauvri par les contrariétés, les peines, les privations ou par les excès. Quand elle ne pourrait pas faire ce que je vous dis, elle ne serait pas pour cela dispensée d'avoir son enfant près d'elle et de l'élever à l'aide d'un allaitement artificiel ; c'est le système que devraient adopter toutes ces femmes chétives, maigrelettes et d'un tempérament trop nerveux : leur lait n'est pas sain et ne peut servir à donner une bonne constitution à l'enfant qui s'en nourrit. Lorsqu'une mère ne peut pas allaiter son enfant, ce n'est pas une raison, je le répète, pour qu'elle l'abandonne aux soins d'une autre. Par l'allaitement artificiel, elle arrivera à un résultat tout aussi heureux que s'il prenait son sein. Elle devra rechercher le lait d'une vache qui se porte bien, qui mange de bonnes herbes, qui se promène souvent et qui couche dans une étable suffisamment aérée.

J'insiste sur ce point, car le produit d'une vache mal logée et mal nourrie est séreux, acide, et l'enfant soumis à ce mauvais régime ne tarderait pas à dépérir ou à être sujet à une foule d'indispositions. Pour faire prendre au nouveau-né la boisson que vous lui lui destinez, l'industrie a façonné des biberons très-ingénieux et qui suppléent parfaitement au sein de la mère. »

A quelques jours de là j'accompagnai M. Sophon dans une de ses courses à Varennes.

— Vous avez été voir de près la manière dont les femmes de Warthy élèvent leurs enfants et vous êtes sorti de ce pays avec des idées tout autres que celles que vous aviez en y entrant. Je veux que vous voyez aussi de près la manière dont les femmes de Varennes élèvent ceux qui leur sont confiés. » Chez les Varennois, je ne trouvai plus cet emmaillottement cruel ; les petits enfants dans leurs berceaux bien découverts, étaient couchés les membres à l'aise sur des paillasses sèches et sur du linge mieux lavé. La propreté, si recommandée par M. Sophon comme moyen hygiénique, et par M. de Roquefeuille comme une vertu, était remarquable chez tous les habitants de ce pays. Leurs logements, comme je l'ai déjà dit, mieux assainis, avaient eu aussi une heureuse influence sur leurs nourrissons. Leur peau n'avait point de boursoufflement, de teinte maladive, mais elle était fraîche et rosée. Pouvait-il en être autrement? respirant toujours un air pur et sec, soumis dès leur arrivée au monde à cette propreté bien comprise, à ce régime simple et naturel qui donne la vigueur et la santé? Dès l'instant qu'une femme ne pouvait pas, par une raison quelconque, nourrir son enfant de son propre lait, elle l'élevait avec celui de sa vache, et pour ne point être obligée de faire chauffer à chaque instant cette boisson, elle l'habituait à le boire froid. Quelques femmes âgées allaient aussi à Paris chercher des nourrissons, dont quelques-uns n'avaient volontiers qu'un peu de vie, et par l'habileté des soins qu'elles donnaient à ces petits êtres, ils ne tardaient pas à renaître et à reprendre de la force. Les nourrices qui n'avaient pas de vaches avaient des chèvres dont le produit servait à élever ces petits malheureux.

— Eh bien! mon ami, me dit M. Sophon, vous voyez qu'avec des procédés un peu différents de ceux qu'emploient les gens de Varthy, ceux de Varennes obtiennent un résultat des plus satisfaisants. Si l'on veillait avec plus de soin, plus d'intérêt à l'alimentation des enfants, tous ces petits êtres misérablement constitués, et dont la vie ne tient qu'à un fil, ne tarderaient pas à prendre une meilleure constitution. Si une mère veut avoir des enfants bien portants, c'est surtout dans le premier âge qu'il faut qu'elle en ait le plus grand soin. Elle doit veiller à ce que les membres de son nouveau-né soient constamment à l'aise, à ce qu'il soit lavé avec une éponge imbibée d'eau tiède en hiver et fraîche en été, toutes les fois qu'il se sera sali ; à ce qu'il ne soit point tenu trop chaudement, et à ce que son berceau ne soit point embarrassé de rideaux. Quel bonheur pour vous, mère, d'avoir un enfant frais et robuste ! et quelle reconnaissance ne vous devra-t-il pas quand il saura que c'est à vos tendres soins qu'il doit la santé dont il jouira ! »

La nourriture de notre petite Marie variait suivant l'accroissement de ses forces ; à l'excellent lait de sa mère, on ajouta vers l'âge de dix à douze mois quelques potages légers qu'on changeait selon ses goûts. Chaque jour, enveloppée d'une simple tunique, on la promenait dehors, ou bien on étendait sur le parquet ou sur l'herbe une couverture épaisse, et sur ce tapis on la laissait se mouvoir tout à son aise. Quand elle commença à pouvoir se dresser sur ses petites jambes, on recommanda à ma femme de ne point se servir de brassières pour l'aider à marcher, mais de se contenter de la soutenir légèrement avec les mains. Mon épouse était secondée dans les soins qu'exigeait notre enfant, par une femme d'un certain âge, sur la prudence et l'activité de laquelle on pouvait compter. Nous passâmes l'hiver à Tachainville, dans l'intérêt de notre petite fille qui pouvait ne pas trouver au milieu de Paris ce bon air qu'elle avait en abondance à la campagne. Quand il faisait un froid vif et sec, couverte d'une pelisse, nous n'hésitions point à la sortir et à l'exposer quelque temps à l'action tonique du vent du nord. Gouvernée d'après les paternels avis de M. Sophou, notre petite fille traversa sans de grands accidents toutes les crises de la dentition; soumise peu à peu au régime de la famille, elle grandissait et prenait chaque jour de nouvelles forces.

Bonne et excellente amie, si jamais vous devenez mère un jour, ne nourrissez point votre enfant de votre lait, mais de celui d'une bonne vache. Vous n'avez point cette belle santé, cette riche constitution que je voudrais voir dans toutes les nourrices. Votre lait pourra ne pas être mauvais, mais il n'aura pas, j'en suis sûr, toutes les qualités nutritives et réparatrices qu'il devrait avoir, et votre enfant, sans en souffrir précisément, n'aura pas la force qu'il aurait acquise avec un lait provenant d'une meilleure source. Tout en rejetant le maillot comme une chose absurde, il faudra encore veiller à la préparation des aliments que vous destinerez à votre enfant. Jusqu'à l'âge de deux ans, vous ferez en sorte qu'il ne connaisse d'autre nourriture que le lait et les soupes dont vous varierez la composition suivant son goût. Vous pourrez lui permettre de temps en temps quelques pâtisseries légères et non sucrées, mais avant de les lui confier, vous examinerez si le beurre qui entre dans leur composition n'a pas un goût de ranci. Quand il vous demandera à boire, ne lui donnez que de l'eau et toujours de l'eau. Défendez aussi qu'il mange toute espèce de sucreries; ces substances fatiguent l'estomac et corrodent les dents. A mesure que ses forces s'accroîtront, que vous pourrez l'admettre à votre table, vous éviterez qu'il fasse des mélanges, et vous ferez en sorte que sa nourriture soit douce. Enfin vous l'habituerez à supporter indifférem-ment le chaud et le froid. Avec un tel régime, vous verrez votre enfant se développer admirablement ; il n'aura pas cet embonpoint qui n'est pas toujours le signe de la vigueur et de la santé , mais il aura cette constitu-tion riche, cette peau ferme et rosée, et quelque chose d'intelligent dans l'expression de son regard. Vous serez toute heureuse, toute fière de montrer au public cette belle santé, ce chef-d'œuvre de vos soins et de votre intel-ligence.

CHAPITRE XXIV.

Par la complaisance de M. Sophon, je me trouvai donc initié aux plus importants conseils que l'hygiène pouvait donner ; mais comme malgré toutes les précautions, une foule de circonstances que l'on ne peut prévoir et dont on n'est pas maître, peuvent venir déranger la santé, je voulais aussi connaître ce qu'il pensait sur la médecine et si véritablement, dans une indisposition grave, on peut compter sur les secours qu'elle offre. Un jour donc qu'il me vantait les avantages de l'hygiène, je lui dis : « Vous n'avez donc pas une grande confiance dans la médecine, que vous prenez tant de soins d'éviter tout ce qui peut développer en vous une maladie ? Je sais qu'il est quelques affections contre lesquelles elle est impuissante, mais il en est aussi un grand nombre contre lesquelles elle peut beaucoup.

— Mon ami, je suis plein d'admiration pour la médecine qui malgré son imperfection est peut-être un des plus beaux résultats de l'intelligence humaine; mais, je vous l'ai déjà dit, ne pouvant pas toujours se rendre maîtresse d'une maladie, on me pardonnera le soin que je prends d'éviter toutes les causes qui sont reconnues perturbatrices de la santé. Mais comme ces causes agissant incessamment contre nous, sont en grand nombre et que nous sommes au milieu d'éléments qui tendent à notre destruction, nous ne pouvons donc pas toujours nous soustraire à leur influence. C'est alors, mon ami, que la médecine intervient; c'est alors que douce, prévenante, consolante, habile, prudente et réfléchie, cette science vient en aide à la nature et vous tire quelquefois d'un mauvais pas. Pour obtenir ce résultat, est-il un grand nombre de procédés? Oui, malheureusement, et vous en avez vous-même la preuve. L'un, attribuant vos souffrances à une gastrite, répandait votre sang malgré une excessive faiblesse; un autre, enthousiaste d'un système différent, ne voyait dans votre maladie qu'un amas d'humeur qu'il fallait évacuer. Enfin tous les médecins que vous avez été voir, vous ont donné, s'il m'en souvient, des avis différents. Si cette science généreuse était toujours exercée par des hommes dignes et réfléchis, peut-être gagnerait-elle davantage et serait-elle reçue par la société plus favorablement encore; car il faut que vous sachiez que la médecine est un art que tous les hommes, quelqu'instruits qu'ils puissent être, ne sont pas aptes à exercer. On naît médecin, quoi qu'en disent bien des gens, comme on naît poète, mathématicien ou artiste ; on apporte en naissant, ou l'éducation développe en vous toutes les qualités nécessaires qui caractérisent l'homme de l'art. L'un, riche de son propre fonds, possédera ce tact, ce diagnostic presque infaillible qui aura pour conséquence un traitement rationnel et d'un effet avantageux ; l'autre, plus instruit peut-être, mais n'étant point guidé par ce flambeau intérieur, marchera d'erreur en erreur et le hasard sera pour beaucoup dans les résultats heureux qu'il pourra obtenir. Aujourd'hui, la médecine n'est plus pour beaucoup qu'une affaire de spéculation : un jeune homme cherchant une position sociale se fait médecin, sans s'être bien assuré s'il a toutes les qualités requises pour exercer cet art sublime ; s'il possède à un haut degré le sentiment de l'humanité qui donne à la médecine ce prestige, cette noble grandeur qui l'élève au-dessus d'une foule d'autres professions. On recule quelquefois devant le dégoût qu'inspirent les études anatomiques, mais rarement devant l'immense responsabilité à laquelle oblige l'art du médecin. Moi aussi, j'ai étudié, mais pour mon propre compte; j'ai voulu voir si véritablement l'homme pouvait compter sur cette science. Eh bien ! des études réfléchies, faites en dehors de toute spéculation, m'ont démontré qu'elle est d'une utilité inappréciable pour la société ; mais que cette science qu'on se plaît à obscurcir, à compliquer à l'infini est d'une excessive simplicité; que, dans la grande majorité des cas, la plupart de nos dérangements, quelque graves qu'ils soient, sont toujours dus à nos écarts et qu'il suffit pour en obtenir la cessation de ramener l'individu à l'observance des règles hygiéniques. Que de maladies, telles que la migraine et toutes les céphalalgies en général, la goutte, les catarrhes, les gastrites et toutes les inflammations chroniques du tube intestinal, sont occasionnées par nos mauvaises digestions! Prescrivez à ces malades un régime convenable et vous serez étonné du succès que vous obtiendrez. La phthysie, cette effrayante maladie qui fait de si grands ravages parmi la jeunesse, peut encore être guérie par le régime ; mais n'attendez pas qu'il y ait lésion, car alors vous aurez beau faire, vous n'arrêterez point sa marche rapide. Toutes ces maladies de peau si nombreuses et si variées, toutes ces affections cancéreuses sont dues, je vous l'atteste, aux mélanges irritants que sous la forme d'aliments nous introduisons chaque jour dans notre estomac. Ce que j'avance paraîtra peut-être absurde à quelques esprits ; mais l'avenir, j'en suis sûr, reconnaîtra la vérité de ce fait. »

Tels sont les conseils que je reçus de M. Sophon, conseils que j'ai toujours gravés dans ma mémoire, que je suis avec une religieuse exactitude, et dont ma santé s'est toujours trouvée parfaitement jusqu'alors. Tout mon désir en les publiant est qu'ils puissent être agréables au public qui en reconnaîtra l'incontestable utilité, s'il les met à profit.

TABLE

DES MATIÈRES CONTENUES DANS CE VOLUME.

FIN DE LA TABLE.

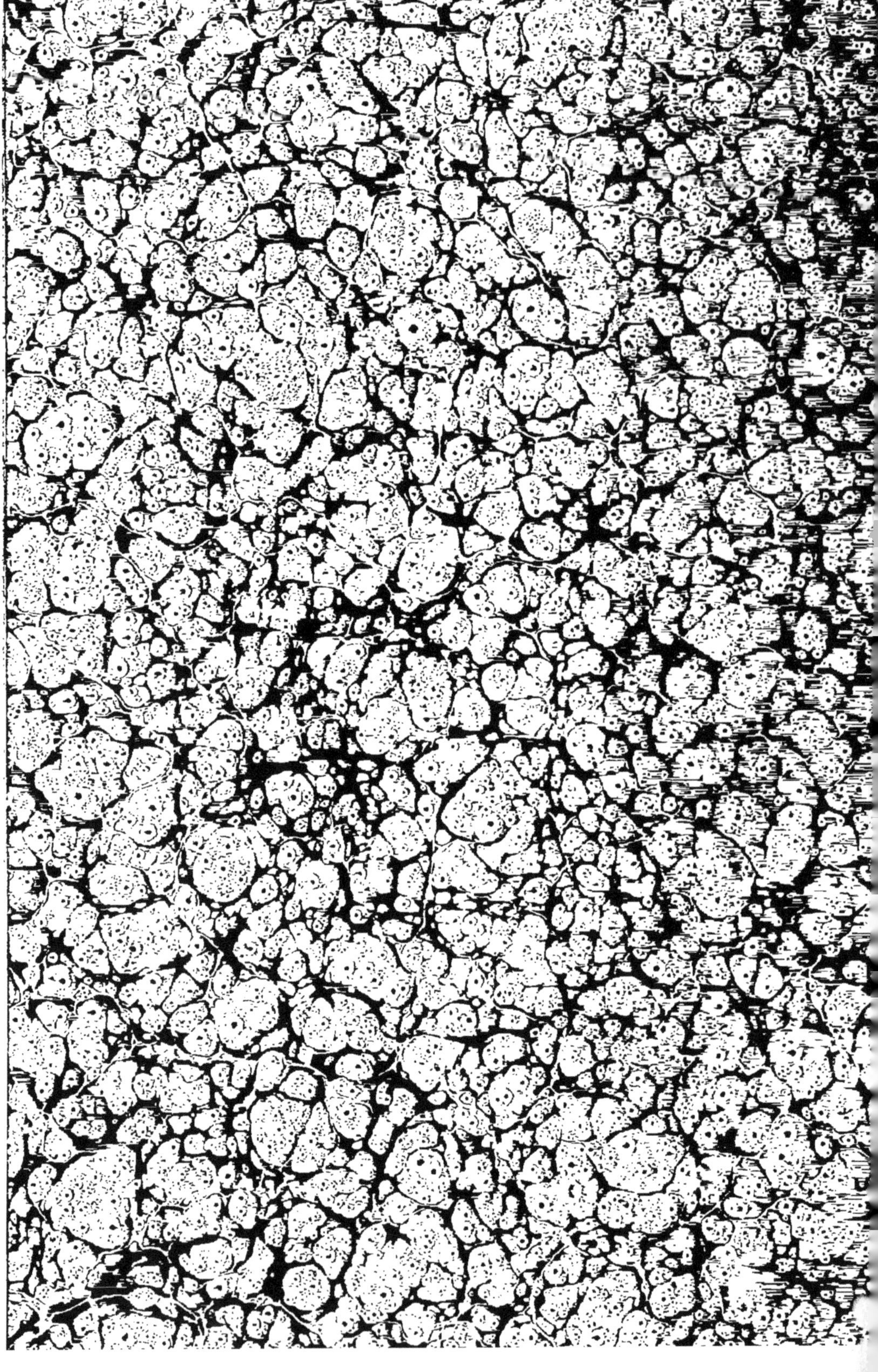

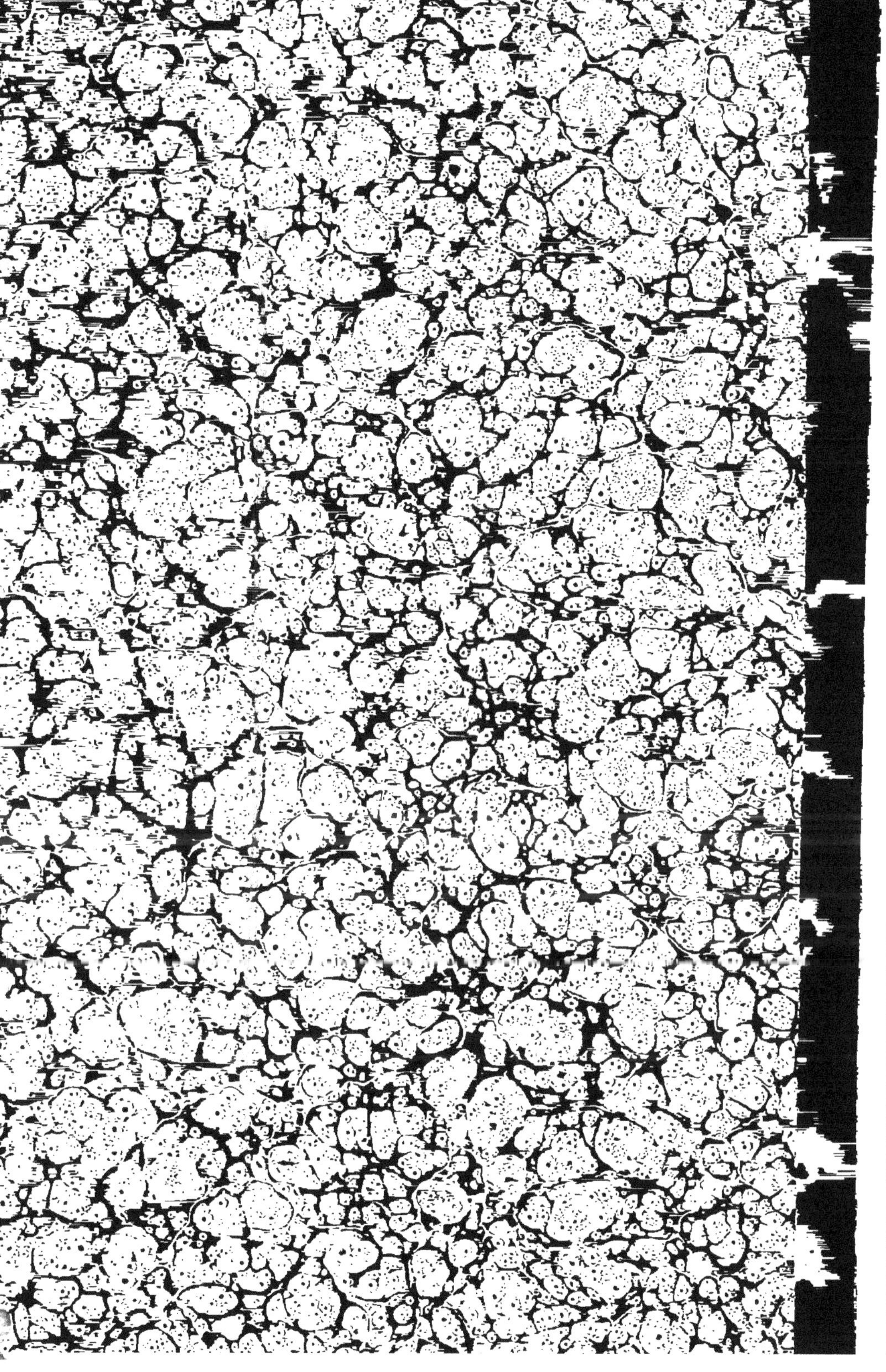

BIBLIOTHEQUE NATIONALE DE FRANCE
3 7531 03987326 1

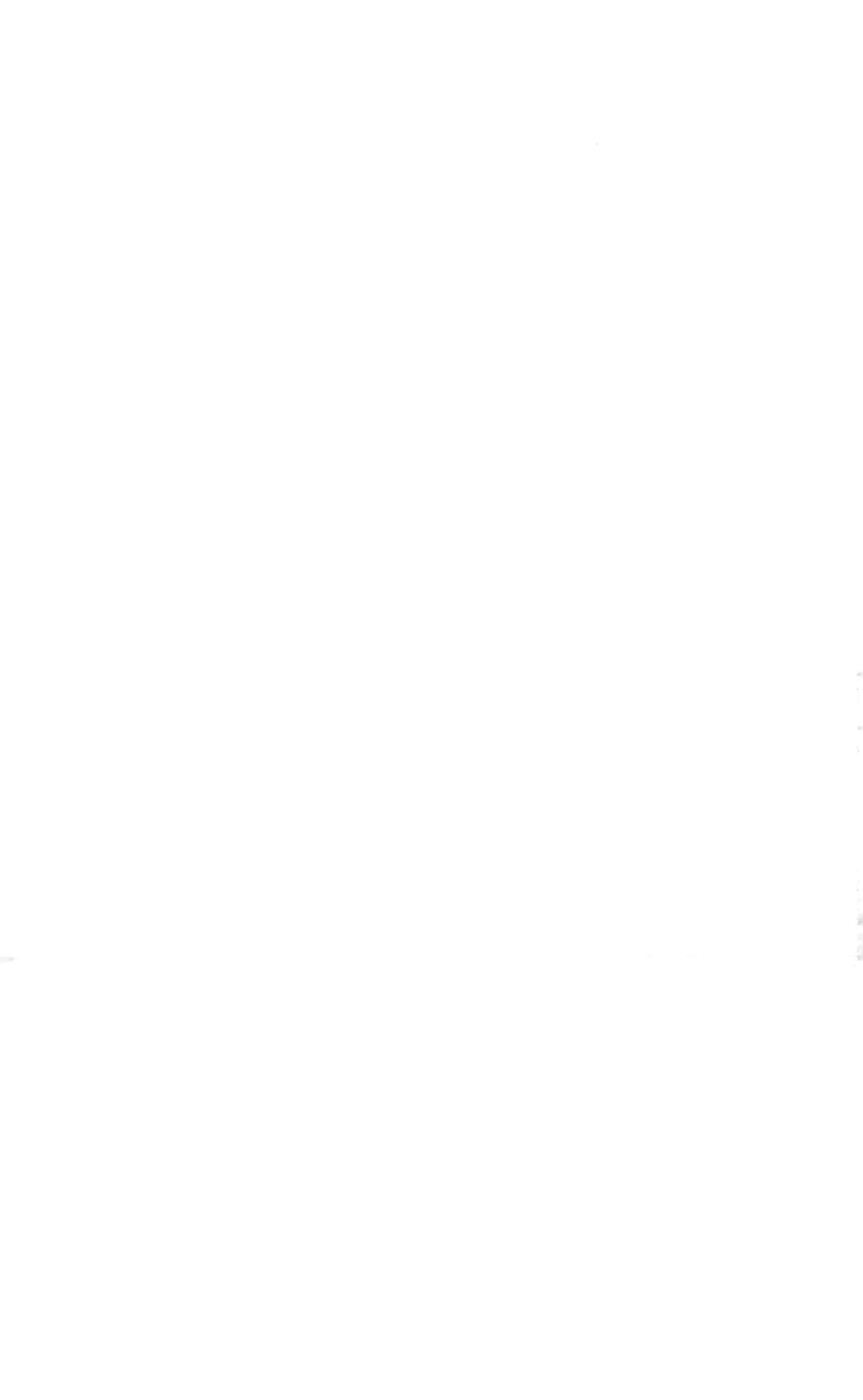

www.ingramcontent.com/pod-product-compliance
Ingram Content Group UK Ltd.
Pitfield, Milton Keynes, MK11 3LW, UK
UKHW020101200726
13856UKWH00002B/326

9 782011 790781